帰ってきた竜馬先生の血液ガス白熱講義 22問

田中竜馬 著
LDS Hospital 呼吸器内科・集中治療科

中外医学社

はじめに

　帰ってきました．竜馬先生の血液ガス白熱講義です．

　みなさん，充実した血液ガスライフを送っていらっしゃいますか？　前書『竜馬先生の血液ガス白熱講義150分』では，低酸素血症の原因が肺にあるのか肺以外にあるのかとか，呼吸性アルカローシスだとか代謝性アシドーシスだとかそれらが同時に起こっているのとかを診断する方法をお話しました．血液ガスをうまく使えれば患者さんへの診療にも大いに活かせますし，なによりも楽しいですよね．

　続編となる本書では，「基礎はだいぶわかった！」というみなさんといっしょに，さらにレベルアップした血液ガス解釈に挑戦します．「まずは基礎から学びたい！」という方は前書も合わせてどうぞ．

　唐突ですが，

　pH 7.40，$PaCO_2$ 40mmHg，PaO_2 130mmHg，HCO_3^- 25mEq/L（マスク 5L/分）

という血液ガスをどう思いますか？　「酸素が必要みたいだけど，$PaCO_2$ は正常だしそれほど悪くなさそう」といった印象でしょうか．実は，この患者さんは急性呼吸不全でこのあとすぐ人工呼吸器導入となりました（問題⑤）．血液ガスからだけではそう見えないかもしれませんが，病態を合わせて評価するとかなり重症だったのです．だからといって，血液ガスが役に立たないわけではありません．このような場合でもうまく使えるよう，各問題にある「血液ガス＋病態の解釈」では病態に応じた血液ガス解釈を学びます．

　検査って，やりっぱなしにして何も行動しなければ役に立ちませんよね？　血液ガスもそうです．本書では，次にどのようなアクションを取るのかを意識しながら，診療に直結させられるよう血液ガスを解釈します．また，浸透圧ギャップや尿アニオンギャップといった，前書にはなかった新アイテムを組み合わせて使うことで，さらに幅広く血液ガスを活用します．

　血液ガスはさまざまな場面で活用できますが，もちろん万能な検査ではありません．COPDのように普段から $PaCO_2$ が上がっていたりとか，人工呼吸器を装着していたりだとかすると，いつも通りの方法だけではうまく解釈できないこともあります．本書では，標準的な血液ガス解釈はもちろん，このように制限があるときにでもより多くの情報を引き出す方法をお話しします．

　それでは，22問の血液ガスをたっぷりお楽しみ下さい．

2017年10月

田中竜馬

もくじ

前半戦

問題① … 2
pH 7.55, PaCO$_2$ 13mmHg, PaO$_2$ 24.6mmHg, HCO$_3^-$ 10.8mEq/L …… 血液ガスの解釈は？
- 吸った息の酸素分圧（P$_I$O$_2$）とは？……3
- 肺胞の酸素分圧（P$_A$O$_2$）とは？……5
- 動脈血の酸素分圧（PaO$_2$）とは？……7
- 酸素分圧 まとめ……7
- P$_A$O$_2$（と PaO$_2$）をなるべく下げないようにするためには？……9

問題② … 14
喫煙歴のある 60 歳男性，検診で低酸素血症と多血症が見つかった……低酸素血症の原因は？
- 酸素投与下で「肺が悪い」か調べるには？……14
- 「肺が悪い」とは？……19
- シャント……20
- $\dot{V}/\dot{Q}$ ミスマッチ……22

問題③ … 25
喫煙歴のある 60 歳男性，検診で低酸素血症と多血症が見つかった……酸 – 塩基平衡の解釈は？

問題④ … 29
60 歳女性，発熱，咳嗽，呼吸困難にて救急外来を受診した……血液ガスの解釈は？

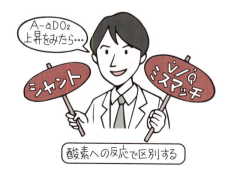

34	問題⑤	喘息の既往のある25歳女性，呼吸困難を訴え救急室を受診した……血液ガスの解釈は？
38	問題⑥	妊娠32週の26歳女性，発熱，咳嗽と呼吸困難にて救急室を受診した……血液ガスの解釈は？

妊娠中の血液ガス……**40**

44	問題⑦	COPDの既往のある60歳男性，膿性痰を伴う咳嗽と呼吸困難にて救急室を受診した……血液ガスの解釈は？
48	問題⑧	統合失調症の治療のために入院中の24歳女性（喘息の既往あり）が低酸素血症を起こした……血液ガスの解釈は？
53	問題⑨	40歳女性，石油ストーブをつけたまま就寝したあと，頭痛，悪心，めまいを訴えて救急室を受診した……血液ガスの解釈は？

乳酸アシドーシスの原因は？……**57**
メトヘモグロビン血症とは？……**59**

60	問題⑩	喘息発作による急性呼吸不全の患者に人工呼吸を開始した……血液ガスの解釈は？

人工呼吸中の
　　$PaCO_2$の見方……**61**
人工呼吸中の
　　PaO_2の見方……**63**

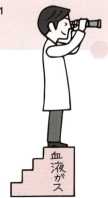

後半戦

68	問題⑪	てんかんの既往のある48歳女性，尿路感染症で入院中，呼びかけに反応しなくなった……血液ガスの解釈は？
75	問題⑫	高血圧と診断された40歳女性，ACE阻害薬とカリウム製剤を内服しているが低カリウム血症がある……血液ガスの解釈は？
81	問題⑬	喘息の既往がある大酒家の46歳男性，呼吸困難と意識障害にて救急室を受診した……血液ガスの解釈は？

浸透圧ギャップとは？……85

90	問題⑭	腸閉塞のため癒着剥離術と小腸部分切除を受けた50歳男性，受け答えがはっきりしない……血液ガスの解釈は？
97	問題⑮	問題⑭の男性，血圧が低下したため，輸液とノルアドレナリンが開始された……血液ガスの解釈は？
105	問題⑯	I型糖尿病の既往のある18歳女性，インスリンを自己中断したあと全身倦怠感，悪心・嘔吐が出現し救急室を受診した……血液ガスの解釈は？

| 112 | 問題⑰ | 糖尿病ケトアシドーシスに対し，輸液，インスリン静注，電解質補正で治療を行った……血液ガスの解釈は？ |

| 117 | 問題⑱ | 双極性障害のある40歳女性，意識障害のため救急室に搬送された……血液ガスの解釈は？ |

アニオンギャップ　おさらい……**119**
アニオンギャップ減少の原因……**120**

| 124 | 問題⑲ | 尿路結石とシェーグレン症候群の既往がある40歳女性，生化学検査でK^+低値とCl^-高値が見つかった……血液ガスの解釈は？ |

尿アニオンギャップとは？……**126**

| 131 | 問題⑳ | 高血圧，糖尿病，COPDの既往のある64歳男性，悪心，全身倦怠感を訴えて外来を受診した……血液ガスの解釈は？ |

| 137 | 問題㉑ | 慢性腎疾患の既往がある60歳男性，発熱，咳嗽，呼吸困難を訴えて救急室を受診した……血液ガスの解釈は？ |

| 143 | 問題㉒ | 問題㉑の男性，人工呼吸と，ショックに対して輸液と昇圧薬が開始された……血液ガスの解釈は？ |

FOLLOW UP

- 12 ｜ 食生活と呼吸商
- 65 ｜ 血液ガスは頻回に採るべき？
- 72 ｜ アニオンギャップ増加　代謝性アシドーシスの覚え方
- 79 ｜ どんなときに血液ガスを測定するのか？
- 89 ｜ トリプルギャップとは？
- 103 ｜ 代謝性アシドーシスの代償式
- 110 ｜ 補正HCO_3^-をカンタンに
- 115 ｜ ケトン体を指標に糖尿病ケトアシドーシスを治療すると
- 130 ｜ 尿アニオンギャップの限界

帰ってきた竜馬先生の
血液ガス白熱講義
22問

前半戦

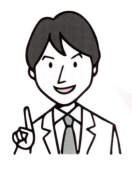

「帰ってきた竜馬先生の血液ガス白熱講義」を始めます．血液ガス解釈の原則は，前書『竜馬先生の血液ガス白熱講義 150 分』で説明した通りです．今回はそれを活用して，さらにいろいろな血液ガスをバリバリ読んでいきたいと思います．準備はいいですか？

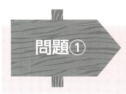

📌 pH 7.55, $PaCO_2$ 13mmHg, PaO_2 24.6mmHg, HCO_3^- 10.8mEq/L

血液ガスの解釈は？

　さっそく，最初の血液ガスです．どう解釈するでしょうか？　えっ，生きてるか？　もちろんこの方は生きてますよ．どんな患者さんか言わないのはズルイ？　確かにその通りですね．血液ガスは数字遊びじゃないので，解釈が「患者さんの病態に合う」っていうのが大事なのでした．だから，どんな状態かわからずにこんなふうに数字だけ出されても読みようがないですね．まったくおっしゃる通りです．

　状態ですが，この方は患者さんじゃなくて登山家さんです．エベレスト山頂近くの標高 8400 メートルあたりで採った血液ガスなんです．血液ガスを採られる方も採る方も大変ですね．

　それを踏まえて血液ガスをみるとどうですか？　PaO_2 がエラく低い！　その通りですね．これって，なぜこんなに低いのでしょう？　肺が悪いんでしょうか？　PaO_2 が低下する原因をちょっとおさらいしてみましょう．

吸った息の酸素分圧（P₁O₂）とは？

酸素分圧について考えてみます．そもそも，血液中の酸素はどこから来ますか？　大気からですよね．大気から吸い込まれて気道を通って，最終的に肺胞で血液に入ります（図1）．

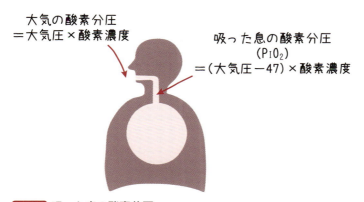

図1　吸った息の酸素分圧

吸った息の酸素分圧は気圧に左右されるのですが，

（大気圧－47）×酸素濃度 …………… ①

で計算します．この式の中の「47」というのは，体温37℃で空気を100％加湿したときの水蒸気圧47 mmHgのことです．吸い込んだ空気は乾いたままじゃなくて，しっかり加湿されてから気道を通って行くので，その分の圧を引くと，気道を通る吸った息の酸素分圧はこのようになります．大気中の酸素濃度はおよそ21％です．

大気圧というのは頭の上に乗っかっている大気の重さなので，標高が高くなるにつれて低くなります．標高0メートルでは気圧は760mmHgですが，今回の標高8400メートルではどれくらいになると思います？270mmHg程度しかないんです．なので，吸った息の酸素分圧は，標高0メートルでは

（760－47）×0.21≒150mmHg

ですが，標高 8400 メートルでは

$$(270-47) \times 0.21 ≒ 46.8 \mathrm{mmHg}$$

しかありません．酸素のことを考えるとかなり過酷な環境ですね．

　この 150mmHg というのは前回の講義ですっかりおなじみの数字ですね．肺炎の患者さんだろうと，慢性閉塞性肺疾患（COPD）の患者さんだろうと，みなさんでも，**標高 0 メートルのところにいれば吸った息の酸素分圧は 150mmHg** なのでした．

　ちなみに，吸った息の酸素分圧のことを P_IO_2 と表現します．$P_○O_2$ の表記の方法は覚えてますか？ P は分圧のことで，O_2 は酸素で，この真ん中の○に入るのは測定する場所なんでしたね．大文字だと気体，小文字だと液体です．なので，P_AO_2 なら肺胞気酸素分圧，PaO_2 なら動脈血酸素分圧を示します．P_IO_2 の I は inspired の意味で，吸った息のことです．気体なので大文字なのもわかりますね．P_IO_2 というのは，吸い込んだ空気が気道を通っているときの酸素分圧です．

　大気圧が下がると P_IO_2 が下がるのはわかりましたが，①の式を見ると P_IO_2 が下がるのってもう一つ原因がありますね．**酸素濃度が低いとき**です．「そんなことって，あるの？」と思われるかも知れませんが，井戸とか洞窟とか閉め切った倉庫だとかでは，酸素が消費されて酸素濃度が低くなっていることがあります．洞窟に入って急に意識を失った，なんて場合は，P_IO_2 低下による低酸素血症が原因のことがあります．例えば，極端な例ですけど，吸入酸素濃度 6.6％ なんて状況を考えると，①の式から，

$$P_IO_2 = (760-47) \times 0.066 ≒ 47 \mathrm{mmHg}$$

となり，先ほど見た標高 8400 メートルのときと同じくらいになります．エベレストに無酸素で登るのって，こんなに低い酸素濃度で息をしているのと同じような環境なんですね．かなり過酷です．

　P_IO_2 が低下する理由には高地と酸素濃度低下があることがわかりました．あまりこういう状況で採った血液ガスをみることはないでしょうが，**心臓・肺疾患のある患者さんが飛行機に乗るなんていうときには**

P_IO_2 を考慮します．10000 メートル上空を飛ぶ飛行機の中の気圧は，だいたい標高 2000 メートルと同じくらいの 608mmHg（0.8 気圧）程度です．機内での P_IO_2 は

$$P_IO_2 = (608 - 47) \times 0.21 ≒ 118 mmHg$$

なので，標高 0 メートルで酸素濃度 16.5％の空気を吸っているのに相当します．

$$P_IO_2 = (760 - 47) \times 0.165 ≒ 118 mmHg$$

ですから，普段から PaO_2 がギリギリなんていう人は，飛行機の中では低酸素血症になってしまう恐れがあります．

逆に，P_IO_2 を上げようと思ったら，どうしたらいいですか？ 酸素濃度を上げればいいですよね．**酸素投与**をするのって，酸素濃度を上げて P_IO_2 を上げているワケです．気圧を上げるのはどうでしょう？ そんなことできるはずない？ **高圧酸素療法**といって，特別な設備を使えば気圧を上げることができるんです．一酸化炭素中毒の治療なんかに使います．

肺胞の酸素分圧（P_AO_2）とは？

肺胞の酸素分圧である P_AO_2 がどうなるかって，覚えていますか？ 先ほどの吸った息の酸素分圧 P_IO_2 とは異なります．肺胞では血液から返ってくる二酸化炭素と，吸った息の中の酸素が交換されます．なので，肺胞での酸素分圧（P_AO_2）は，CO_2 と交換された分だけ吸った息の酸素分圧（P_IO_2）より低くなって，

$$P_AO_2 = (大気圧 - 47) \times 酸素濃度 - \frac{P_ACO_2}{0.8}$$

になります．前半部分は①と同じ式です．そこから，CO_2 との交換で使われる分を引いているのです．普段の食生活をしている場合，O_2 と CO_2 の交換比率（**呼吸商**と呼びます）は 0.8 です．O_2 10 個と CO_2 8 個で交換するわけです．肺胞の中の空気は測れないので，P_AO_2 と同様に P_ACO_2 も直接調べることはできないのですが，CO_2 は O_2 と違って

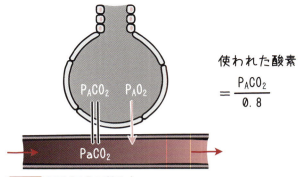

図2 肺胞気式の考え方

非常に拡散しやすいので，肺胞と血液の間では

$$P_ACO_2 = PaCO_2$$

という関係になっています．なので，これを使うと最終的に，

$$P_AO_2 = (大気圧 - 47) \times 酸素濃度 - \frac{PaCO_2}{0.8} \quad \cdots\cdots ②$$

になります．この式のことを**肺胞気式**と呼ぶのでした．この式が何を意味するかというと，肺胞の中の空気を実際に調べなくても，血液ガスから $PaCO_2$ さえわかれば P_AO_2 がわかるのです（図2）．スゴイ式ですよね．拡散しやすい CO_2 のおかげです．これを使うと，標高0メートルで $PaCO_2$ 40mmHg なら

$$P_AO_2 = 150 - \frac{40}{0.8} = 100 \text{mmHg}$$

になります．今回の標高8400メートルでの血液ガスでは，

$$P_AO_2 = 46.8 - \frac{13}{0.8} \fallingdotseq 30.6 \text{mmHg}$$

となり，肺胞の酸素分圧がなんと！ 30.6mmHg しかないことがわかります．

　大気圧や酸素分圧にかかわらず，P_AO_2 は必ず P_IO_2 よりも低くなります．P_AO_2 が P_IO_2 よりどれくらい低くなるかは $PaCO_2$ によって決まります．$PaCO_2$ が高いほど P_AO_2 は低くなり，$PaCO_2$ が低ければ P_AO_2

は高くなります．なので，P_AO_2 を高く保とうとすると $PaCO_2$ を下げるんですね．今回の血液ガスもそうなっています．

動脈血の酸素分圧（PaO_2）とは？

動脈血酸素分圧（PaO_2）はというと，どうなるんでした？　P_AO_2 よりもさらに低くなります．P_AO_2 と PaO_2 の差のことを……，その通り！ A-aDO_2 と呼ぶのでしたね．

$$A\text{-}aDO_2 = P_AO_2 - PaO_2$$

健康な人でも PaO_2 は P_AO_2 より少し低くて，A-aDO_2 は正常では 10mmHg 以下（30 歳以上では≦年齢×0.3mmHg）です．A-aDO_2 が高ければ，肺が悪いといえます．肺のどこが悪いとまでは血液ガスからはわかりませんが，肺胞か間質か肺血管かどこかに異常があるといえます．肺が悪ければ悪いほど A-aDO_2 は大きくなります．というのが，前回の講義のおさらいです．今回の血液ガスをみると，P_AO_2 30.6mmHg で PaO_2 24.6mmHg なので，

$$A\text{-}aDO_2 = 30.6 - 24.6 = 6\text{mmHg}$$

です．年齢にかかわらず正常ですね．もちろん，肺が正常でなければ，エベレストに酸素投与なしで登るなんてことはできませんが．

酸素分圧　まとめ

大気から吸った空気が気道を通り，肺胞を経由して，血液に到達するまでに酸素分圧は低下していきます．P_IO_2 は同じ大気圧で同じ酸素濃度であれば必ず同じ値になるので，低酸素血症になって PaO_2 が低下しているときには，$P_IO_2 \rightarrow P_AO_2$ の間か，$P_AO_2 \rightarrow PaO_2$ の間での低下が大きいことになります（図3）．

P_AO_2 が低下する原因はというと……，$PaCO_2$ が高いときです．血液中の CO_2 が多ければ，それと交換される肺胞の O_2 も増えるので，P_AO_2

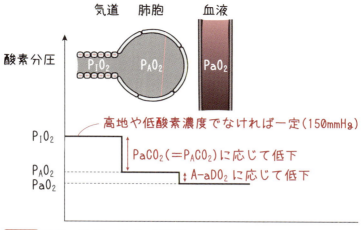

図3 P_IO_2, P_AO_2, PaO_2 の関係
気道→肺胞→血液と進むごとに酸素分圧は低下する．

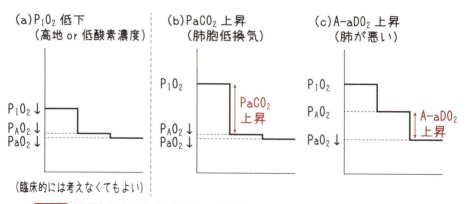

図4 低酸素血症（PaO_2 低下）の原因

は下がります．それを式で表したのが肺胞気式ですね．

　P_AO_2 → PaO_2 の間での下がりが大きいのは，というと……，A-aDO_2 が高いのでこれは**肺が悪い**場合ですね．肺胞から血液へ酸素が移りにくい状態です．

　このように考えると，低酸素血症になるのは，P_IO_2 が低いか，$PaCO_2$ が高いか，A-aDO_2 が高い場合の3つであるのがわかります（図4）．

さっきも言いましたが，みなさんの患者さんではおそらく P_IO_2 低下は考えなくてもよいので，結局のところ，**低酸素血症（PaO_2 低下）の原因は $PaCO_2$ 上昇か，A-aDO_2 上昇のいずれか**，あるいは両方が合わさっているときになります．

P_AO_2（と PaO_2）をなるべく下げないようにするためには？

　今回の血液ガスに戻ってみます．高地では，標高が高くなればなるほど P_IO_2 が下がって，そのぶん P_AO_2 も下がってしまいます．では，なるべく P_AO_2 を下げないようにしようとすると，どうしたらいいですか？　エベレストに酸素投与なしで登っているつもりで考えてみると……低酸素血症で頭が働かない？　そこまでなりきらなくてもいいですよ．じゃあ，普通に考えてみると……，はい，$PaCO_2$ を下げますね．$PaCO_2$ が低くなれば，それだけ P_AO_2 と P_IO_2 の差は小さくなるので P_AO_2 は保たれます．なので，高地では過換気になります．というふうに先ほどの血液ガスをみると，なんと！　$PaCO_2$ は 13mmHg まで下がっています．標高 0 メートルの時の $PaCO_2$ の基準値を 40mmHg とすると，だいたい 1/3 なのでかなり低いです．**換気量と $PaCO_2$ は反比例の関係**にあります．換気量が増えて肺にどんどん空気が出入りすれば，それだけ CO_2 がどんどん出て行くので $PaCO_2$ が低くなるのです．換気量が減れば逆のことが起こります．今回の血液ガスの方は，肺胞換気量を普段の約 3 倍に増やしているワケです．かなり頑張っているのがわかります．先ほど出てきた肺胞気式（②）から P_AO_2 を計算すると，

$$P_AO_2 = 46.8 - \frac{13}{0.8} \fallingdotseq 30.6\text{mmHg}$$

になるんでしたね．仮にここで登山家の方が普通に呼吸をして，普段通りの $PaCO_2$ 40 mmHg だったとするとどうでしょう？

$$P_AO_2 = 46.8 - \frac{40}{0.8} = -3\text{mmHg （！）}$$

なので，$PaCO_2$ を下げるのが不可欠なのはわかりますね．

ここでは高地での血液ガスを例に過換気で $PaCO_2$ を下げる話をしましたが，これは山登りをしたときだけに起こるわけではなくて，私たちが診る低酸素血症の患者さんでも，やはり $PaCO_2$ を下げるように換気を増やします．逆に，**低酸素血症があるのに $PaCO_2$ が下がっていなければ，ふつうじゃない反応**なので，呼吸抑制があるんじゃないか？とか，神経・筋疾患があるんじゃないか？とか，呼吸筋疲労があるんじゃないか？というふうに考えるわけです．

血液ガス解釈　酸−塩基平衡

　以上が呼吸の方からみた解釈ですが，血液ガスには**呼吸**をみるのと**酸−塩基平衡**をみるのと2通りあるんでしたね．せっかくなので，酸−塩基平衡のほうもみてみましょうか．やり方を覚えていますか？　4ステップで順番にみる方法です（図5）．

Step 1： pHが高いのでアルカリ性に偏っていて，**アルカレミア**です．
Step 2： $PaCO_2$ と HCO_3^- の両方が低下していますが，pHを上昇させるのは……，と考えると，$PaCO_2$ の方ですね．なので，**呼吸性アルカローシス**です．先ほどみたように，酸素分圧を保つために過換気をして $PaCO_2$ を下げているのでした．

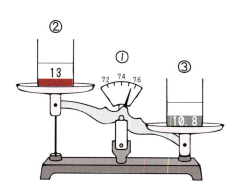

①アルカレミア
②呼吸性アルカローシス
③予想される代償
　$(40-13) \times \dfrac{4}{10} = 10.8$
　予想される HCO_3^- の値
　$24 - 10.8 = 13.2$
　適切な代償
④なし

図5　問題①の酸−塩基平衡

Step 3：代償を考えてみます．エベレストのような高い山のてっぺんにいきなり行ってしまうことはなくて，数日以上かけてゆっくり順化しますよね．ヘリコプターなんかで標高 0 メートルのところからエベレストのてっぺんにいきなり連れて行かれたら，アルピニストでもさすがに対応できません．なので，**慢性**呼吸性アルカローシスと考えてよさそうです．そうすると，$PaCO_2$ が 10mmHg 下がるごとに HCO_3^- は 4mEq/L 以上下がるはずなので（表紙折り返し「**血液ガス関連の式**」参照），HCO_3^- は

$$(40-13) \times \frac{4}{10} = 10.8 \text{mEq/L}$$

以上下がって，

$$24 - 10.8 = 13.2 \text{mEq/L}$$

以下になると推測されます．実際に 10.8mEq/L に下がっているので，**適切に代償されている**と言って良さそうです．

Step 4：代償が適切でなければ，同時に代謝性の酸－塩基平衡異常が起こっていることを考える必要がありますが，この場合は適切なので呼吸性アルカローシスだけと考えて良さそうです．

血液ガス＋病態（状態）の解釈

この方の状態も含めて，ここまでの血液ガス解釈をまとめてみましょうか．呼吸については，低い P_IO_2 を補うためにかなり過換気をしていますが，それでも PaO_2 はかなり低い値になっています．しかし，$A-aDO_2$ が正常なので肺は正常です．酸－塩基平衡をみると，数日以上過換気をしていることを反映して慢性呼吸性アルカローシスになっています．

高所に住んでいるのでない限り，P_IO_2 低下による低酸素血症に遭遇することはないでしょうが，血液ガス解釈のおさらいもかねて今回の症例を提示しました．今後，エベレストに登る予定のある方はぜひ参考にして下さい．

答

血液ガス解釈	原因
低酸素血症	P_IO_2 低下（高所）
慢性呼吸性アルカローシス	低酸素血症を補うための過換気

> **竜馬先生のポイント**
>
> - 低酸素血症の原因は，① $PaCO_2$ 上昇，② $A-aDO_2$ 上昇のいずれか（通常 P_IO_2 低下は考えなくてもよい）．
> - 低酸素血症があるときには，$PaCO_2$ は低下するはず（そうでなければ，コントロール系・駆動系の問題を考える）．

FOLLOW UP
食生活と呼吸商

「普段の食生活をしている場合」の呼吸商は 0.8 だと説明しましたが，食生活と呼吸にはどのような関係があるのでしょう？

人間の身体は，栄養と酸素を消費して二酸化炭素と水を作り，その過程でエネルギーを得ます．グルコース（$C_6H_{12}O_6$）と酸素の反応からわかるように，

$$C_6H_{12}O_6 + 6\ O_2 \longrightarrow 6\ CO_2 + 6\ H_2O$$

炭水化物を使った場合には，消費する O_2 の量と産生する CO_2 の量は同じです．10 個の O_2 を使えば 10 個の CO_2 を産生するわけです（呼吸商＝1）．この比率は栄養の種類によって変わってきます．タンパクを使った場合には，O_2 を 10 個消費して CO_2 を 8 個産生し（呼吸商＝0.8），脂肪で

は O_2 を 10 個消費して CO_2 を 7 個産生します（呼吸商＝0.7）．普段の食生活ではこれらの組み合わせによって，O_2 を 10 個消費して CO_2 を 8 個産生しているわけです（呼吸商＝0.8）．

炭水化物に比べて脂肪を使ったほうが CO_2 産生が減ることから，人工呼吸器を要するような COPD 患者に対して低炭水化物＋高脂肪食が試されたことがあります．しかし，人工呼吸器離脱には影響しなかったため，現在では一般的な治療ではありません．

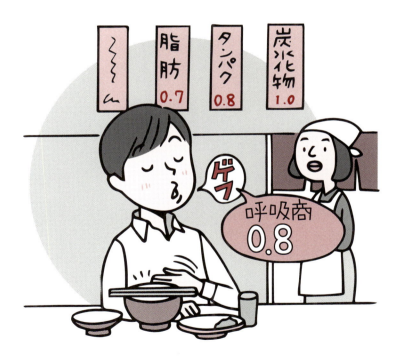

おさらいもできたところで，次の症例に行ってみましょう．

問題② 喫煙歴のある60歳男性，先月の検診にて低酸素血症と多血症が見つかったため，原因検索のために外来に紹介された．鼻カニューレで2L/分の酸素投与をした状態での血液ガスは以下の通り．経皮酸素飽和度（SpO_2）は90%．

📌 pH 7.37, $PaCO_2$ 56mmHg, PaO_2 60mmHg, HCO_3^- 32mEq/L
（酸素2L/分）

低酸素血症の原因は？

さっそく$PaCO_2$をみて，$A-aDO_2$を計算して血液ガスを解釈したいところですが，酸素投与が開始されています．鼻カニューレとかマスクのような**低流量酸素だとF_IO_2が正確にはわからない**のでした．それに，そもそも**$A-aDO_2$は室内気でしか評価できません**（前書参照）．酸素が10L/分くらいも必要なら「肺が悪い」とキッパリ言ってしまって良いとわかるのですが，今回の血液ガスからは，$PaCO_2$が上昇しているせいで低酸素血症になっているのか，肺も悪いのか，$A-aDO_2$で鑑別したいところですがうまくいきません．さて，どうしましょうか？

まず一つに，酸素投与を止めて血液ガスを測定する，という手がありますね．酸素を止めたあとだいたい**10〜15分**くらいで平衡に達しますので，そこで血液ガスを測定すれば室内気での評価ができます．

でも，「酸素飽和度が低いのに，酸素を止めるなんてとんでもない！」なんて状況もありますよね．今回もギリギリな感じで，酸素投与を止めるのはためらわれます．こんなときには，どうすればいいと思いますか？

酸素投与下で「肺が悪い」か調べるには？

低酸素血症になるのってどんなときでしたか？　高所だとか酸素濃度

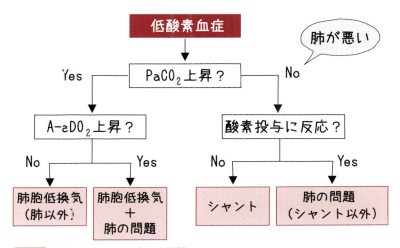

図6 血液ガスによる呼吸の評価

が低いとかで P_IO_2 が低下しているのでなければ，換気が減っている（$PaCO_2$ が上昇している）か，肺が悪い（$A-aDO_2$ が上昇している）か，どちらかがある場合に限られます（p.8, 図4）．どちらにも問題がなければ PaO_2 は低下しません．となると，低酸素血症のときに肺が悪いかどうか知りたければ，**まずは $PaCO_2$ が上昇していないかみればよい**ことになります（図6）．$PaCO_2$ が上がっていないのに酸素投与が必要なほどの低酸素血症があれば，それだけで $A-aDO_2$ が上昇している，すなわち**肺が悪い**とわかるので，わざわざ酸素投与を中止する必要もありません．

　$PaCO_2$ も上昇しているけど，同時に肺も悪いかも知れない，なんていうときにはどう考えればいいでしょうか？　今回のような場合ですね．酸素濃度21％で $PaCO_2$ 56mmHg だと，肺胞気酸素分圧 P_AO_2 は，

$$P_AO_2 = 150 - \frac{56}{0.8} = 80\,\text{mmHg}$$

となります．60歳なので，

$$A-aDO_2 = 60 \times 0.3 = 18\,\text{mmHg}$$

まで正常と考えると，室内気での PaO_2 が

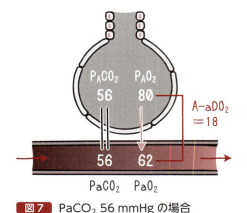

図7 $PaCO_2$ 56 mmHg の場合

$$PaO_2 = 80 - 18 = 62 \text{mmHg}$$

あれば正常で，肺には問題がないと言えます（図7）．SpO_2 だと90％そこそこと言ったところでしょうか．このように，$PaCO_2$ が56mmHgまで上昇しても，**肺の問題がなければ酸素がなくても酸素飽和度も PaO_2 もそこまでは低くならないはず**なのです．なので，今回のように，酸素投与した状態で PaO_2 60mmHg であれば，$PaCO_2$ が高くて肺胞低換気だけでなく，肺の問題もあることがわかります．

では，さらに $PaCO_2$ が高くなって，72mmHg まで上昇しているような場合を考えましょう（図8）．ちょっと普段お目にかからないくらい高いですね．さすがにここまで $PaCO_2$ が上がると，酸素投与なしでは低酸素血症になりそうです．

$$P_AO_2 = 150 - \frac{72}{0.8} = 60 \text{mmHg}$$

なので，A-aDO_2 が同じく 18mmHg だとすると，

$$PaO_2 = 42 \text{mmHg}$$

になります（図8a）．やはり，低酸素血症になっていますね．ここまで低下していればさすがに酸素投与なしで血液ガスを採るというのは難し

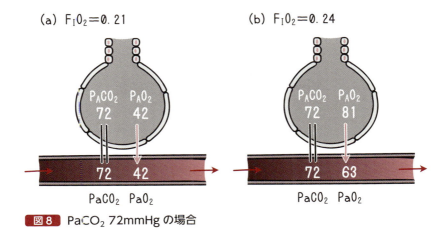

図8 PaCO₂ 72mmHg の場合

いでしょう．では，こんなときにPaCO₂上昇だけではなくて，肺も悪いかどうか調べるにはどうしたらよいですか？ どれくらい酸素が必要なら肺も悪いと言えるのでしょう？

　PaCO₂ 72mmHgのときに，酸素飽和度を90％くらいに保つのにどれくらい酸素が必要になるか，試しに計算してみましょう．

　F_IO₂を少しだけ上げて，24％にした場合を考えてみます（図8b）．

$$P_AO_2 = (760-47) \times 0.24 - \frac{72}{0.8}$$
$$\fallingdotseq 171 - 90$$
$$= 81 \text{mmHg}$$

になります．A-aDO₂を先ほどの18mmHgのままだとすると*¹，

$$PaO_2 = 81 - 18 = 63 \text{mmHg}$$

です．なので，酸素飽和度も90％を超えているでしょうし，酸素投与としてはこれで十分ですね．低流量酸素のときには酸素投与量とF_IO₂の相関は必ずしも正確ではないという話をしましたが，24％にするのに要

---

*¹ 話を簡単にするためにこのように説明しましたが，厳密にはF_IO₂が変わるとA-aDO₂も変化します．

するのはせいぜい数 L/ 分でしょう．なので，72mmHg というようなかなり高い $PaCO_2$ になっていたとしても，$PaCO_2$ 上昇だけが低酸素血症の原因であれば，酸素飽和度を保つにはごく少量の酸素投与で済むことになります．逆に言えば，仮に $PaCO_2$ がそこそこ上昇していても，**数 L/ 分の酸素投与で酸素飽和度が保てないようであれば肺も悪い**とザックリと言ってしまって良さそうです．

　酸素投与が行われている場合には，①酸素投与量と F_IO_2 が相関しない（F_IO_2 がいくらになるか予測できない），② $A-aDO_2$ の正常値も変わってしまう，という2つの原因から酸素化の評価は難しくなるのですが，ここまでの話からまとめると，

> $PaCO_2$ が正常なのに低酸素血症があれば，必ず肺が悪い
> $PaCO_2$ が上昇していても，数 L/ 分以上の酸素投与が必要なら肺が悪い

と言えます．なので，たいていの場合，「肺が悪い」かどうか調べるためだけにわざわざ酸素投与を中断する必要はありません．もちろん，酸素飽和度が高いのに酸素投与がされている場合には，いったん中断して評価するのが最も正確です．

低酸素血症の原因	肺胞低換気＋肺の問題

 ポイント

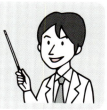

- たいていの場合，「肺が悪い」かどうかは酸素投与を止めなくてもわかる．

「肺が悪い」とは？

ここまででみてきたように，低酸素血症になる原因には，臨床ではまずお目にかからないものとして P_IO_2 低下（高地，低酸素濃度）なんていうのがあって，その他に肺胞低換気（$PaCO_2$ 上昇）があり，それ以外はすべて「肺が悪い」場合です［図4 (p.8)，表1］．区別するのに $A-aDO_2$ が役立つのはこれまでみてきた通りです．（高地でもなくて）$PaCO_2$ が高くないのに低酸素血症になっていれば，「肺が悪い」とわかることも先ほど話しましたね．

表1 低酸素血症の機序

原因	機序	$PaCO_2$ ↑	$A-aDO_2$ ↑
環境	P_IO_2 低下	—	—
肺以外	肺胞低換気	○	
肺	シャント $\dot{V}/\dot{Q}$ ミスマッチ 拡散障害		○

せっかくなので，「肺が悪い」原因を考えてみましょう．前書でも，さらっと「原因は $\dot{V}/\dot{Q}$ ミスマッチ，シャント，拡散障害」なんて言いましたけど，これって結局どういう意味なんでしょう？　聞いたことはあっても，なんだかモヤッとしていて，何を示しているのかはっきりわかりにくい用語のようにも思います．それに，「急性呼吸窮迫症候群（ARDS）ならシャント，喘息なら $\dot{V}/\dot{Q}$ ミスマッチ」みたいに，疾患ごとに厳密に区別できるわけでもなくて，混在していることが少なくありません．だから，例えばARDSでも，シャントになっている箇所も，$\dot{V}/\dot{Q}$ ミスマッチになっている箇所もあったりします．というわけで，常にわかりやすく区別できるわけではないのですが，低酸素血症の鑑別を考えるのに役立つこともあるので，「肺が悪い」原因をシャントと $\dot{V}/\dot{Q}$ ミスマッチを中心に説明してみます（表2）．拡散障害は単独では安静時の低酸素血症の原因にはならないと考えられています．

表2 肺が悪い低酸素血症の原因

原因	例	特徴
シャント	ARDS, 心臓内シャント, 肺動静脈奇形	酸素投与に反応が悪い
$\dot{V}/\dot{Q}$ ミスマッチ	喘息, COPD, 肺塞栓, 肺炎, など	酸素投与に反応する
拡散能障害	間質性肺炎, 肺高血圧	安静時の低酸素血症の原因になりにくい

厳密にこのように区別できるわけではなく，疾患によっては複数の原因を併せ持つものがある

シャント

　前書でも説明しましたが，シャントは肺にARDSのようなベッタリした影があるときに起こります．ややこしいことは考えず，きわめて単純に，

　　　ベッタリ→シャント

というイメージで覚えておいてもらえれば良いです（図9）．シャントがあると，その部分では血液が酸素を受け取ることなく素通りしてしまうので，**酸素を投与してもSpO_2なりPaO_2が上昇しにくい**のが特徴です（図10）．

　肺はベッタリしてないのに，酸素投与してもSpO_2が上がらない，なんてときには心臓内のシャントを考えます．卵円孔開存（PFO）とか心房中隔欠損（ASD）とか心室中隔欠損（VSD）とかがあって，心臓の中で右→左（右房→左房，または右室→左室）のシャントがある場合です（図11）．心臓内にシャントがあっても，やはり血液が肺から酸素を受け取らないまま素通りして行くことになるので，低酸素血症になります．ちなみに，心臓に穴が開いてても，左→右に血流がある場合には低酸素

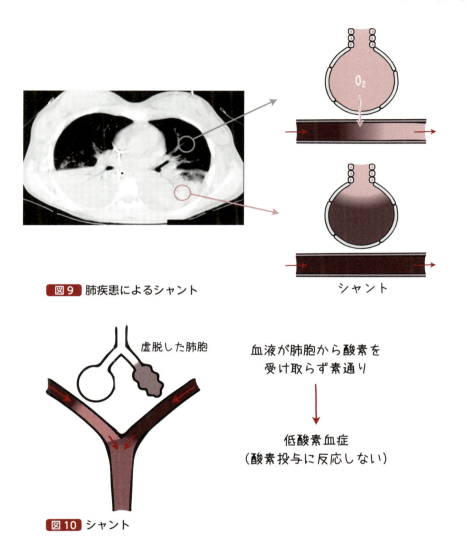

図9 肺疾患によるシャント

図10 シャント

血症にはなりません．その他，まれな原因として肺動静脈奇形なんていうのもあります．

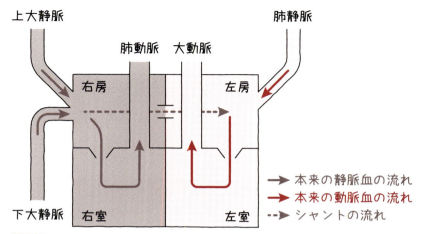

図11 心臓内シャント
静脈血が心臓内のシャント（この例では右房→左房）を通って，大動脈へ流れる．本来の右房→右室→肺動脈を通らないため，肺を素通りすることになり，肺から酸素を受けとらない．

$\dot{V}/\dot{Q}$ ミスマッチ

次に，$\dot{V}/\dot{Q}$ ミスマッチです．まず，$\dot{V}$ は換気，$\dot{Q}$ は血流を指します．$\dot{V}/\dot{Q}$ ミスマッチとは，肺への空気の出入り（換気）と，血流が釣り合っていない状態です．本来なら，空気の出入りの多いところに血流が多ければちょうど良いのですが，うまくバランスが取れていないんです（図12）．とはいえ，シャントのようにまったく酸素を受け取らずに血液が流れるわけではないので，酸素を投与すれば酸素飽和度や PaO_2 は上昇します．

$\dot{V}/\dot{Q}$ ミスマッチは，喘息，COPD，肺塞栓，肺炎などなど，ほぼ**ありとあらゆる肺疾患で起こります**．ありとあらゆる肺疾患で起こるのだったら，原因を調べるのにあまり役に立ちませんよね．確かに原因を絞るのには役立たないことが多いのですが，喘息とかCOPDによる低酸素血症が $\dot{V}/\dot{Q}$ ミスマッチによって起こることは知っておくと良いです．さっきも言ったように，**$\dot{V}/\dot{Q}$ ミスマッチはシャントと違って酸素投**

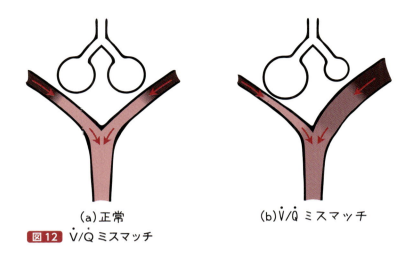

(a) 正常　　　(b) V̇/Q̇ ミスマッチ

図12　V̇/Q̇ ミスマッチ

与に反応がいいので，喘息発作だとか COPD 急性増悪の患者さんに重度の低酸素血症があって，50〜60％を超えるような酸素が必要なときには，「何か他の原因が隠れてるんじゃないかな？」と考えます．V̇/Q̇ ミスマッチだけではそんなに高濃度の酸素が必要なのは説明がつかないので．

結局のところ

　安静時の血液ガスで A-aDO$_2$ が高くなっていて「肺が悪い」低酸素血症の原因は，シャントと V̇/Q̇ ミスマッチに絞られます．拡散障害は主に労作時に低酸素血症を起こすのであまり考えません．シャントと V̇/Q̇ ミスマッチの区別は？というと，酸素投与への反応でみます．高濃度の酸素を使わないと SpO$_2$ が保てないのであれば，「シャントになってる部分があるんだろうなー」と考えて，ベッタリした肺か心臓内のシャントを探しますし，そんなに酸素が必要なければ，その他もろもろの肺疾患による V̇/Q̇ ミスマッチを考えるわけです．というのをまとめたのが，図6（p.15）になります．

ポイント

- A-aDO$_2$ 上昇 → シャントか $\dot{V}/\dot{Q}$ ミスマッチ．
- 高濃度酸素が必要ならシャント，そうでなければ $\dot{V}/\dot{Q}$ ミスマッチを考える．

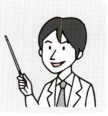

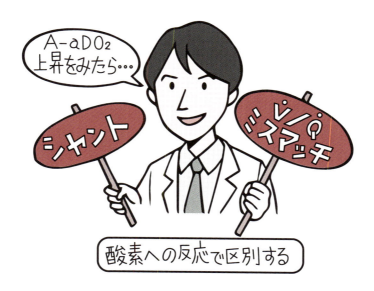

問題③

喫煙歴のある60歳男性，先月の検診にて低酸素血症と多血症が見つかったため，原因検索のために外来に紹介された．鼻カニューレで2L/分の酸素投与をした状態での血液ガスは以下の通り．経皮酸素飽和度（SpO_2）は90％．

pH 7.37，$PaCO_2$ 56mmHg，PaO_2 60mmHg，HCO_3^- 32mEq/L（酸素2L/分）

酸－塩基平衡の解釈は？

先ほどと同じ患者さんなのですが，あのあと呼吸機能検査なんかもやって，慢性閉塞性肺疾患（COPD）の診断がつきました．さっきは酸素のことを中心にみたので，今回は酸－塩基平衡も含めて$PaCO_2$についてみてみましょう．

$PaCO_2$が上がっているのはわかりますよね．pHはちょっと下がっていますが，$PaCO_2$の派手さに比べるとそれほど大したことはありません．これを酸－塩基平衡の4ステップでみると（図13），

Step 1：**アシデミア**

Step 2：$PaCO_2$とHCO_3^-の両方が上昇していますが，アシデミアの原因は$PaCO_2$の方なので，**呼吸性アシドーシス**．

Step 3：呼吸性の酸－塩基平衡異常では，急性と慢性で代償の度合いが変わってくるのでした．急性だと，$PaCO_2$が10mmHg上昇するごとにHCO_3^-は1mEq/L上がります．慢性だと，$PaCO_2$が10mEq/L上昇するごとにHCO_3^-は3.5mEq/L以上上昇します．なので，急性，慢性の場合それぞれ計算してみると次のようになります．

急性：（56－40）×1/10＝1.6mEq/L
慢性：（56－40）×3.5/10＝5.6mEq/L以上

この患者さんの経過と，HCO_3^-の値をみると慢性の方が状態に合致しますね．なので，**慢性呼吸性アシドーシス**と言って良さそうです．慢

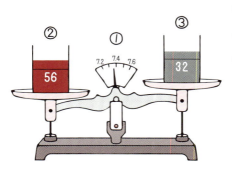

①アシデミア
②呼吸性アシドーシス
③予想される代償
$(56-40) \times \dfrac{3.5}{10} = 5.6$ 以上
予想される HCO_3^- の値
$24+5.6=29.6$ 以上
適切な代償
④なし

図13 問題③の酸−塩基平衡

性の経過でキッチリ代償されているので，pH も正常の 7.4 に近くなっているわけです．

Step 4：代償は適切なので，他の酸−塩基平衡異常は考えなくても良さそうです．

血液ガス＋病態の解釈

血液ガスの読みからは慢性呼吸性アシドーシスがあることがわかりましたが，この患者さんの $PaCO_2$ はそもそもなぜ上昇しているのでしょうか？ $PaCO_2$ が上昇するときって，どんな原因があったか覚えていますか？ その通り！ 呼吸中枢とか神経とか，筋肉とか，胸壁とか，気道とか，とにかく肺以外の部分をまず考えるんでした．呼吸の役割は3つに分けられるんでしたね（図14）．呼吸を調節する部分と，筋肉を動かしたり空気の通り道になる部分，ガス交換をする部分があるんでした．

　　①呼吸を調節する部分：コントロール系
　　②筋肉を動かす，または空気の通りに道になる部分：駆動系
　　③ガス交換をする部分：ガス交換系

$PaCO_2$ が上昇しているときには，呼吸中枢のあるコントロール系が障害されているとか，末梢神経とか筋肉とか気道とかが含まれる駆動系が障害されているとかの，肺以外の原因を探すのでしたね．

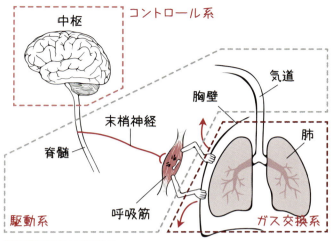

図14 呼吸の役割3つ

　この患者さんの場合，原因はなんだと思いますか？　この患者さんの低酸素血症は昨日今日始まったものではないみたいなので，間違ってクラーレで指を刺しちゃった，なんてことではなさそうです（前書p.5，症例①を参照）．

　$PaCO_2$が慢性に上がるといえばどんな疾患を考えますか？　薬剤などで呼吸中枢が抑制されている，っていうのがありますね．普段からオピオイド系の鎮痛薬なんかを服用しているときに起こります．日本ではこういう状況ってあまりないんですけど，オピオイドの乱用が指摘されている米国だと，こういう方が割とたくさんいらっしゃいます．他には，神経筋疾患なんていうのもあります．筋萎縮性側索硬化症（ALS）だとかで呼吸筋が弱くなると$PaCO_2$が上昇します．他には肥満低換気症候群なんていうのも$PaCO_2$が慢性的に上がる原因になります．胸壁の疾患では，後側弯症は肺を広がりにくくして$PaCO_2$上昇の原因になります．

　みなさんがいちばんよくみる$PaCO_2$上昇の原因といえばなんでしょう？　おそらくCOPDですよね．COPDの患者さんでは普段から$PaCO_2$が高くなっていることがあります．「でも，COPDって，肺の病気でしょ？」と思うかも知れませんね．COPDの患者さんでは確かに

肺の問題もあるのですが，肺過膨張のために呼吸筋がうまく機能できなくなっていたり，呼吸中枢の反応が正常でなかったりと，$PaCO_2$ が上昇するには**肺以外の原因**があります．肺の問題のほうは呼吸生理的に言うと，**V̇/Q̇ ミスマッチ**です．先ほど，低酸素血症の原因として出てきましたね．V̇/Q̇ ミスマッチがあると，換気が多いところに血流が少なくて，CO_2 の排泄もあまり能率良くできなくなるんです．なので，肺以外の問題があるところに，V̇/Q̇ ミスマッチという肺の問題が合わさっていて $PaCO_2$ が上昇します．**コントロール系＋駆動系＋ガス交換系**の合わせ技です．COPD では肺の問題もあるので A-aDO$_2$ が上昇する，というのは問題②でみた通りです．

　慢性呼吸性アシドーシスでは，$PaCO_2$ 上昇にもかかわらずこのように pH が比較的正常近くに保たれているのが特徴です．**pH が保たれていれば，$PaCO_2$ がいくら高くても慌てて対処する必要はありません**．もし，pH が正常よりも著しく低くなっていれば，慢性だけでなく急性の変化が加わっていたり（例：COPD 急性増悪），他の酸－塩基平衡異常（代謝性アシドーシス）が合併していたりという可能性を考慮します．

血液ガス解釈	原因
慢性呼吸性アシドーシス	COPD

竜馬先生の ポイント

- $PaCO_2$ 上昇では，まず肺以外の原因（コントロール系または駆動系）を探す．
- COPD は肺＋肺以外の原因で $PaCO_2$ が上昇する．
- 慢性呼吸性アシドーシスだけなら，pH は正常近くに保たれる．

◆ 問題 ④

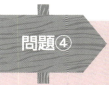 特に既往のない 60 歳女性，発熱，咳嗽，呼吸困難にて救急室を受診．
血圧 100/62mmHg，心拍数 120回/分，
呼吸回数 34回/分，体温 39.2℃，SpO₂ 91%（マスク 10L/分）
🧪 pH 7.36, PaCO₂ 44mmHg, PaO₂ 62mmHg, HCO₃⁻ 25mEq/L
（マスク 10L/分）
胸部 X 線：肺炎に合致する両側下肺野の浸潤影
血液ガス解釈は？

血液ガス解釈　呼吸

今回はこんな患者さんが救急外来に来られました．どう思います？

マスク 10L/分ということは，そこそこ酸素が必要なので，肺が悪いことは間違いないようですね．胸部 X 線もそれを裏づけています．マスクのような低流量酸素では，F₁O₂ がどれくらいになるのかわからないので，V̇/Q̇ ミスマッチなのかシャントなのか，というところまではわかりませんが，胸部 X 線も合わせると肺炎が低酸素血症の原因であると考えて良さそうです．その他はどうですか？　強いて言うと，PaCO₂ がちょい上がりです．図6（p.15）にしたがって鑑別すると，

肺胞低換気＋肺の問題

というパターンです．

血液ガス解釈　酸−塩基平衡

酸−塩基平衡についてもみてみましょうか．

Step 1：pH は正常範囲内といってもいいかも知れませんが，あえてどちらかと言うと，ちょこっと下がっているので，**アシデミア**です．

Step 2：PaCO₂ と HCO₃⁻ が両方とも少し上がっていますが，pH を

低下させるのは $PaCO_2$ の方です．なので，**呼吸性アシドーシス**があると言えます．

　Step 3：急性の呼吸性アシドーシスやアルカローシスでは HCO_3^- は少ししか変化しないのでしたね．腎臓での代償が完成するのには数日かかるので，急性期には少しだけしか変わらないのでした．急性呼吸性アシドーシスでは $PaCO_2$ が 10mmHg 上昇するごとに HCO_3^- が 1mEq/L 上がるはずなので，ここでは，

$$1 \times \frac{4}{10} = 0.4 mEq/L$$

くらい上がっているはずです．測定値が 25mEq/L で，基準値の 24mEq/L より 1mEq/L だけ上がっていますので，だいたい合っていますね．なので，**代償は適切**だと考えます．

　Step 4：代償が適切であれば，他の代謝性の酸－塩基平衡異常が存在することは考えなくて良さそうです．

　酸－塩基平衡の結論としては，**急性呼吸性アシドーシス**となり，この患者さんに合致しているように思えます．

血液ガス＋病態の解釈

　呼吸に関してみると「肺胞低換気＋肺の問題」，酸－塩基平衡についてみると「急性呼吸性アシドーシス」で，血液ガスの解釈としてはこれで良いのですが，血液ガスはただ解釈するだけではなく，治療にもつなげたいですよね．治療に活かすために，もう少しこの血液ガスから得られることはないかみてみましょう．

　$PaCO_2$ が上昇していますが，先ほどみた COPD の患者さんに比べるとそれほどの上がりではなく，pH もあまり下がっていません．こんなときに，「大したことないジャン」と言ってしまう前に，呼吸不全をもう少し詳しく考えてみたいと思います．

　一般的に呼吸不全は，PaO_2 が低下する**低酸素性呼吸不全**（Ⅰ型呼吸不全）と，$PaCO_2$ が上昇する**高二酸化炭素性呼吸不全**（Ⅱ型呼吸不全）

表3 呼吸不全の分類

低酸素性呼吸不全 （Ⅰ型呼吸不全）	高二酸化炭素性呼吸不全 （Ⅱ型呼吸不全）
・肺炎 ・ARDS ・肺塞栓	・呼吸中枢抑制 ・神経筋疾患 ・胸壁疾患 ・COPD

の2つに分けられます．ここで言う低酸素性呼吸不全は，PaO_2低下が主な異常であるものを指し，肺炎やARDS，肺塞栓といった肺そのものの疾患によって起こるものです．A-aDO_2が上昇するタイプですね．それに対して，高二酸化炭素性呼吸不全というのは，呼吸中枢の抑制だとか，神経筋疾患であるとか，胸壁の疾患であるとか，COPD急性増悪であるとかの，$PaCO_2$上昇が主な異常でPaO_2低下はあっても比較的軽いものを指します（**表3**）．

今回の症例はどちらのパターンでしょうか？　原因は肺炎なので，本来は低酸素性呼吸不全になりそうです．でも，$PaCO_2$がちょっと上がっているので，「軽症の高二酸化炭素性呼吸不全じゃないの？」と考えますか？　それとも，Ⅰ型とⅡ型を足して「Ⅲ型」呼吸不全でしょうか？　最後のは冗談として，肺炎で重度の低酸素血症があるときって，どんな呼吸をしてそうですか？　呼吸回数が増えて，一生懸命ハーハー呼吸してそうですよね．そんなふうにたくさん呼吸していたら，$PaCO_2$ってどうなると思いますか？　下がりますよね．血液ガスを測定するときには，こんなふうに**「こうなっているハズ」と予測するのは重要**です．想定した通りになっていなければ，そこに問題があることがわかります．結論から言うと，今回は**呼吸筋疲労**があって，大変よろしくない状態です．低酸素性呼吸不全の成れの果てです．理由を説明します．

$PaCO_2$が上昇するのって，呼吸中枢のある**コントロール系**が障害されているか，末梢神経とか筋肉とか気道とかが含まれる**駆動系**が障害されているかどちらかの場合なのでしたね．コントロール系というと，意識障害があったりとか，呼吸抑制のかかる薬剤を使っている場合なんか

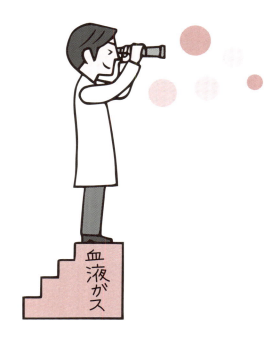

が原因になりますが，今回の患者さんはいずれもなさそうです．それに，コントロール系の障害では呼吸中枢が抑制されれば呼吸回数は低下しそうなのに，この患者さんではむしろかなり増えていますね．これも合いません．

　となると，駆動系の問題がありそうです．ギラン・バレー症候群とか重症筋無力症みたいな神経疾患も完全には否定できないのかも知れませんが，状況的にはちょっと可能性は低そうです．それよりももっと考えないといけないのは呼吸筋です．「呼吸筋が疲れてるんじゃないかな？」と考えます．普段呼吸してるときって，筋肉を使ってる意識はあまりないですよね．健康な状態ではきわめて楽に呼吸ができるので，あまり呼吸のために筋肉を使って仕事をしている気がしないんですが，呼吸って，横隔膜だとか肋間筋だとかの筋肉が胸腔を広げる仕事をすることで行っているのです．なので，肺炎とかARDSとかで肺が固くなったり，喘息なんかで気道が通りにくくなったりすると，呼吸筋の負担が増えて疲れ

てしまうことがあります．それって，どうやったらわかると思います？血液ガスを測定しなくても，見るからにしんどそうに呼吸している，というのは手がかりになります．血液ガス的にみると，呼吸回数が増えているのだったら，本来は $PaCO_2$ は下がるはずですよね？ たくさん呼吸しているのだから．でも，今回の症例のように，一生懸命呼吸をしているのにもかかわらず，$PaCO_2$ がむしろ上昇しているような場合には，呼吸筋疲労を考えます．**呼吸回数が増えているのに，下がっているはずの $PaCO_2$ が上昇していたり正常だったりするときには要注意**です．$PaCO_2$ の上昇が軽度だからといって，軽症とは限りません．今回の症例は，低酸素血症がメインの低酸素性呼吸不全なのですが，同時に呼吸筋疲労も起こして $PaCO_2$ も上昇していると考えます．

「血液ガスがこうなったら人工呼吸器を導入する」というような指標はあいにくありません．しかし，今回のように肺の問題による低酸素血症があって，しかも呼吸筋が疲れてきて $PaCO_2$ が上昇している，なんていう場合には人工呼吸器が必要になることが多いので，疲れ切って呼吸停止してしまう前に対処する必要があります．

血液ガス解釈	原因
肺が悪い（A-aDO₂ 上昇）	肺炎
急性呼吸性アシドーシス	呼吸筋疲労

竜馬先生のポイント

- 血液ガスを測定するときには結果を予測してみる．
- 予測通りになっていない原因を考える．

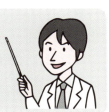

問題⑤

喘息の既往のある 25 歳女性が，呼吸困難を訴え救急室を受診した．
来院時，血圧 120/60mmHg，心拍数 104 回/分，呼吸回数 32 回/分，体温 37.6℃，SpO_2 99％（マスク 5L/分にて）．努力呼吸が著明である．血圧測定では吸気時と呼気時の収縮期血圧に 15mmHg 以上の差がある．胸部聴診では呼吸音は減弱しており喘鳴は聴取できない．気管支拡張薬のネブライザー投与を 2 回行ったが身体所見は変わらず，この時点での血液ガスは以下の通りであった．

📌 pH 7.40，$PaCO_2$ 40mmHg，PaO_2 130mmHg，HCO_3^- 25mEq/L
（マスク 5L/分）
血液ガスの解釈は？

血液ガス解釈

酸素投与されているので $A-aDO_2$ は使えません．SpO_2 と PaO_2 が高いので，酸素投与量を減らして再評価しても良さそうですが，とりあえずシャントのような高濃度酸素を要する状態ではないことはわかります．

次に，換気と酸-塩基平衡のほうをみてみます．$PaCO_2$ は正常で pH も正常です．なので，「血液ガスは正常！ 患者さんは健康！」と言ってしまって良いでしょうか？ 確かに血液ガスの値だけみればそうなるのですが，それではいけませんね．血液ガスは単なる数字合わせではないので，患者さんの状態と合わせて評価するのでした．

血液ガス＋病態の解釈

患者さんの状態をもう一度みてみましょう．呼吸困難の訴えがあり，

呼吸回数が30回/分超に上昇しています．喘息の患者さんなんですが，喘鳴は聞こえません．これって，いいことですか？　違いますよね．呼吸音が低下して喘鳴が聞こえないというのは，喘鳴が出ないくらい気管支攣縮が重度で空気が通っていないことを意味します．緊急事態です．吸気時と呼気時の収縮期血圧に差があるのって，なんて言うんでしたっけ？　奇脈（pulsus paradoxus）ですね．正常でも収縮期血圧は吸気中のほうが低いのですが，吸気時と呼気時の差が 10mmHg 以上になるのは差がありすぎなんです．これは心タンポナーデとか重症の喘息発作で起こります．今回の患者さんでは喘息発作による奇脈があるようです．と考えると，今回の患者さんはかなり重症っぽい印象ですよね．それを踏まえてもう一度血液ガスをみてみましょうか．

　呼吸回数が増えていれば $PaCO_2$ はどうなるはずですか？　血液ガスでは結果を予測しながらみるのでした．下がりそうですよね．エベレストに登っている登山家の方もそうでしたけど，過換気をすれば本来は $PaCO_2$ は低下します．この患者さんはというと，$PaCO_2$ は正常の 40mmHg です．これって正常でしょうか？　違いますね．下がるべきときに下がっていないということは，喘息による気管支攣縮が重度で空気が出入りしていないとか，呼吸筋が疲れてきていて有効に換気できていないことが考えられます．**下がるべきはずのときに $PaCO_2$ が下がっていないのは異常**なのです．

　血液ガスは，患者さんの**ある瞬間での状態を捉えたスナップ写真**に過ぎません．持続で SpO_2 をモニターするのとは異なるところですね．なので，解釈するには**経過を合わせて考えることが重要**です．例えば，今回の血液ガスが，患者さんの状態が悪いときではなくて，発作のない普段の状態であるとか，喘息発作が良くなってきているときに測定されたとしたらどうですか？　そもそも，そんなときに測定しない？　はい，それは非常に正しい意見です．なのですが，あくまでも仮の話として，良くなってきているときの血液ガスがこの値だったらどうしますか？　何もしませんよね．だけど，今回のように悪くなってきているという経過があって，この血液ガス結果だとどうでしょう？　対応が変わってきますよね．

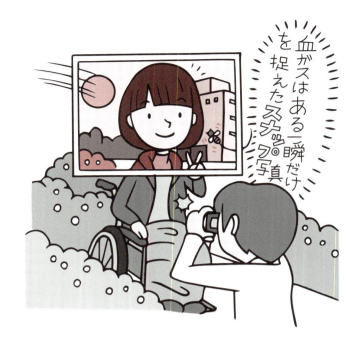

血ガスはある一瞬だけを捉えたスナップ写真

　喘息の患者さんの $PaCO_2$ は普段は正常ですけど（**図 15 ①**），発作が起こるとたぶんこんなふうに変化するんだと思います．発作が起こると，はじめは一生懸命呼吸するので $PaCO_2$ は低下します．その後回復してくれば呼吸回数も落ち着いてくるので，$PaCO_2$ は次第に正常に戻るハズです（**図 15 ②**）．それに対して，もし重度の発作で，患者さんがどんどん悪くなっていっていたらどうでしょう？　気道狭窄が強くて呼吸筋が疲れてしまって，$PaCO_2$ は上がっていきますよね（**図 15 ③**）．同じ $PaCO_2=40mmHg$ であっても，発作のない普段の状態なのか，発作から回復してきているのか，発作が悪化してきているのかで経過はまったく異なり，そのあとの対応も違ってきます．なので，血液ガスを解釈するときには，検査の値だけをみるのではなく，そのときの患者さんの経過も合わせて解釈するのが重要なのです．

　$PaCO_2$ が上昇するのは呼吸の 3 つの役割のうち，コントロール系か駆動系に問題があるときなのでした．この患者さんの場合には，呼吸筋疲労と気道閉塞があるので，**駆動系**が障害されて $PaCO_2$ が本来より高くなっていると考えられます．このまま放置すると，さらに $PaCO_2$ が

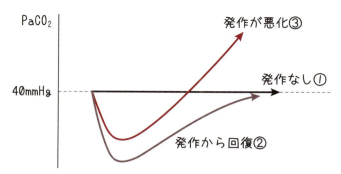

図15 喘息でのPaCO₂
同じ $PaCO_2$＝40mmHg でも経過によって解釈が異なる．

上昇して呼吸停止する危険性もありますので，喘息に対する治療を積極的に行い，場合によっては一時的に人工呼吸器を使うことも考えます．一見なんでもないようにみえても，この血液ガスはそれくらい悪いのです．繰り返しになりますが，血液ガスを解釈するときには，数字だけではなくて，必ず患者さんの状態も合わせてみるようにします．

答

血液ガス解釈	原因
（おそらく）肺が悪い	喘息発作による低酸素血症（V̇/Q̇ ミスマッチ）
（呼吸回数増加にもかかわらず）酸-塩基平衡は正常	重度の気管支攣縮，呼吸筋疲労

竜馬先生のポイント

- 下がるべきはずのときに $PaCO_2$ が下がっていないのは良くない徴候．
- 血液ガスは経過と合わせて解釈する．

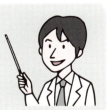

呼吸パターンから血液ガスの結果を予測するのにも慣れてきたところで，次の患者さんをみてみましょう．

問題⑥

妊娠 32 週の 26 歳女性，発熱，咳嗽と呼吸困難にて救急室を受診した．来院時，血圧 96/56mmHg，心拍数 120 回/分，呼吸回数 30 回/分，体温 39.2℃，SpO_2 82％．胸部聴診では両側肺野でクラックルが聴取される．high-flow nasal cannula F_IO_2 50％で酸素投与を開始したところ，SpO_2 は 99％に上昇した．
pH 7.35, $PaCO_2$ 36mmHg, PaO_2 100mmHg, HCO_3^- 20mEq/L (F_IO_2 50％)
Na^+ 142mEq/L, K^+ 3.9mEq/L, Cl^- 112mEq/L,
BUN 12mg/dL, Cr 0.9mg/dL, グルコース 98mg/dL
胸部 X 線：両側肺の浸潤影
血液ガス解釈は？

血液ガス解釈　呼吸

順番にみていきましょう．まず，酸素化が悪いのがわかりますね．$PaCO_2$ が上昇していないのに，初診時の SpO_2 は 82％でした．肺が悪いことはすぐにわかります．胸部 X 線もそれを裏づけていますね．発熱もあって，肺炎が疑われる状況です．

次に換気のほうはというと，呼吸回数が上昇していて $PaCO_2$ が 40mmHg より低くなっています．先ほどの喘息の患者さんとは違って，$PaCO_2$ はちゃんと下がるべきときに下がっているので，一見すると正常な反応のようにみえます．それを踏まえて，酸－塩基平衡のほうもみてみましょうか．

血液ガス解釈　酸－塩基平衡

Step 1：pH が低下しているのでアシデミアです（図 16）．

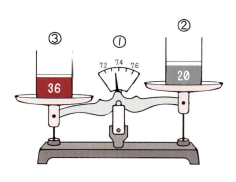

図16 問題⑥の酸-塩基平衡

Step 2：$PaCO_2$とHCO_3^-が両方とも低下しています．そのうちpHを下げるのはHCO_3^-低下の方なので，**代謝性アシドーシス**です．$PaCO_2$が下がってもpHは下がりませんよね．

Step 3：HCO_3^-が正常よりも24−20＝4mEq/Lだけ下がっているので，$PaCO_2$は，

$$4×1.2＝4.8mmHg$$

だけ下がると予測されます．なので，予測される$PaCO_2$は，

$$40−4.8＝35.2mmHg$$

です．血液ガスで測定した$PaCO_2$は36mmHgなので，**適切に代償**しているようにみえます．

Step 4：呼吸性の酸-塩基平衡異常の合併はなさそうなので，代謝性アシドーシスだけのようです．

代謝性アシドーシスでは4ステップでおしまいではなく，アニオンギャップをみるんでした．

Step 5：アニオンギャップ（AG）は，

$$AG＝142−(112＋20)＝10mEq/L$$

です．なので，結論としてはアニオンギャップ正常代謝性アシドーシスとなります．

　というわけで，普段ならここから，「アニオンギャップ正常代謝性アシドーシスの鑑別は……」と話を進めることになるのですが，今回の症例では**この解釈は間違い**です．いつもの手順通りに血液ガスを読んで，「どこも間違ってないのになぜ？」と思われるかも知れませんね．

　血液ガスによる酸－塩基平衡解釈の欠点というか限界に，**もともとの血液ガスが正常なのを前提にしている**ことがあります．「もともとは，pH 7.4, $PaCO_2$ 40mmHg, HCO_3^- 24mEq/L だった」と想定してスタートしているわけです．しかし，患者さんによっては，普段の血液ガスが正常ではないことがあります．**妊娠**はその典型的な例です．

妊娠中の血液ガス

　妊娠中の生理学をちょっと振り返ってみましょう．妊娠中には一般的に過換気になっていて，分娩時期に近づくにつれて分時換気量は増加します．原因はプロゲステロン濃度の上昇だと考えられています．プロゲステロンには呼吸中枢を刺激して換気を増やす作用があるんです．なので，妊娠中の血液ガスは，pH 7.4, $PaCO_2$ 40mmHg, HCO_3^- 24mEq/L とはなっておらず，基準値は

　　　pH　　　 7.40〜7.45
　　　$PaCO_2$　27〜32mmHg
　　　HCO_3^-　18〜21mEq/L

のようになっています．$PaCO_2$ も HCO_3^- もかなり下がっているのがわかりますね．

　例として，pH 7.43, $PaCO_2$ 30mmHg, HCO_3^- 20mEq/L という血液ガスを考えてみます（**図17a**）．酸－塩基平衡を4ステップで読むと，

　　Step 1： アルカレミア
　　Step 2： 呼吸性アルカローシス

(a) 慢性呼吸性アルカローシス

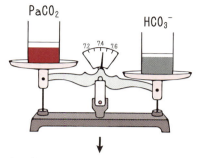

慢性呼吸性アルカローシスのために，普段からPaCO₂とHCO₃⁻が低下している．代償によって，pHは正常近くに保たれている．

(b) 急性呼吸性アシドーシスの合併

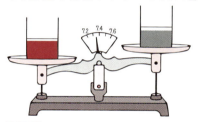

急性呼吸性アシドーシスを起こしてPaCO₂が上昇したため，pHが低下．

図17 慢性呼吸性アルカローシス＋急性呼吸性アシドーシス

Step 3: $PaCO_2$ が10mmHg低下し，HCO_3^- が4mEq/L下がっているので，慢性呼吸性アルカローシスに合致．

Step 4: 代謝性の酸-塩基平衡異常の合併はない．

となります．というわけで，**慢性呼吸性アルカローシス**に合致して，妊娠による過換気という状態とも合います．

血液ガス＋病態の解釈

普段の状態を知ったうえで，最初の血液ガスをもう一度みてみると，**普段より $PaCO_2$ は上昇**しているのがわかります．たとえ $PaCO_2$ が基準値より低くても，**この患者さんにとっては呼吸性アシドーシス**なわけです．慢性呼吸性アルカローシスがあるところに，急性呼吸性アシドーシスが起こったためにpHが低下したのですね（**図17b**）．

$PaCO_2$ が上昇するということは，呼吸の役割でいうところの，コン

トロール系または駆動系に問題があるんですね．ここでは，一生懸命に呼吸をして呼吸回数も上昇しているので，コントロール系ではなく駆動系に問題がありそうと考えられます．そうすると，「肺炎による呼吸仕事量の上昇で，呼吸筋が疲れてきているのではないか？」と考えられます．30回/分も呼吸していれば，本来なら$PaCO_2$は低下するはずと予測されます．それなのに，普段よりも上昇しているというのは良くない徴候です．なので，酸素化が保たれていたとしても，「呼吸筋の負荷を軽減するために，人工呼吸器の導入も考えないといけない」という判断になります．

今回の症例は妊娠中の患者さんでしたが，妊娠以外に慢性呼吸性アルカローシスになる状態があるんですけど，わかりますか？ **肝不全**なんです．肝硬変なんかで肝不全がある場合も，普段の$PaCO_2$は低いんです．お腹が大きいから？ いえ，そういうわけではなくて，原因はやはりプロゲステロンだと考えられています．プロゲステロンって肝臓で代謝されるんですけど，肝不全があってプロゲステロンが代謝されないまま血液中に残ることで，呼吸が刺激されるんだと考えられています．なので，妊娠中の患者さんと同じように，肝不全の患者さんで$PaCO_2$が正常になっているのをみても，薬剤などによる呼吸中枢の抑制といったコントロール系の障害とか，呼吸筋疲労といった駆動系の障害といった，$PaCO_2$が上昇するような原因を考えるようにします．

まとめると大事な点は2点です．まず，**血液ガス解釈はもとが正常であることを前提にしています**．なので，今回のように普段の状態が正常でないような血液ガスは，数字をみるだけでは解釈できません．普段の状態で血液ガスが測定されていれば話は簡単になるのですが，元気なときの血液ガスを採ることはまずないので，「普段はこうなんじゃないかな？」と想像することが大事なのです．次に，酸素化が保たれていたとしても，**呼吸筋が疲れてきているときには人工呼吸器の導入を考えなければいけません**．その判断に，今回のように血液ガスが役立つこともありますし，見た目で明らかに疲労困憊しているときにはそれだけですみやかに導入することもあります．

問題 ⑥

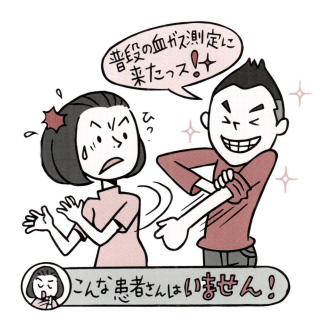

答

血液ガス解釈	原因
肺が悪い	肺炎
慢性呼吸性アルカローシス	妊娠による過換気
急性呼吸性アシドーシス	呼吸筋疲労

竜馬先生のポイント

- 血液ガス解釈はもとが正常であることを前提にしている．
- 患者によっては，もとが正常でないことも考慮して血液ガスを解釈する．
- 酸素化が保たれていても，呼吸筋が疲れていたら人工呼吸器導入を考える．

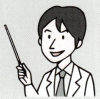

| 問題⑦ | COPDの既往のある60歳男性，2日前から膿性痰を伴う咳嗽が出現し，今日から呼吸困難が悪化したために救急室を受診した．SpO₂ 91%（酸素4L/分）．普段は2L/分の酸素を使っている． |

pH 7.29，PaCO$_2$ 56mmHg，PaO$_2$ 62mmHg，HCO$_3^-$ 27mEq/L（3L/分）

胸部X線：新たな陰影はない

血液ガスの解釈は？

血液ガス解釈　呼吸

今回はCOPDの患者さんですね．低流量酸素なので正確なF_IO_2はわかりませんが，普段よりも必要な酸素が増えているので，酸素化は悪くなっていると言って良さそうですね．とは言え，それほど高濃度の酸素が必要なわけではないようです．

PaCO$_2$もみてみると，高いですね．低酸素血症の原因の一部はPaCO$_2$上昇なのかも知れません．PaCO$_2$については次の酸－塩基平衡でも評価します．

血液ガス解釈　酸－塩基平衡

PaCO$_2$上昇も含めて，酸－塩基平衡をみてみましょう（図18）．pHがかなり低下して正常からは離れているので，問題②でみたような慢性呼吸性アシドーシスではないようです．

Step 1：pHが低いので**アシデミア**です．

Step 2：PaCO$_2$もHCO$_3^-$も高くなっています．アシデミアの原因になるのは……，PaCO$_2$上昇のほうですね．なので，**呼吸性アシドーシス**です．

Step 3：呼吸性アシドーシスが急性だとすると，HCO$_3^-$は，

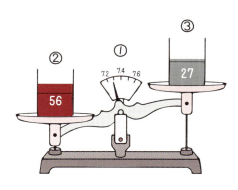

①アシデミア
②呼吸性アシドーシス
③予想される代償
急性：$(56-40) \times \dfrac{1}{10} = 1.6$
　　　$24 + 1.6 = 25.6$
慢性：$(56-40) \times \dfrac{3.5}{10} = 5.6$
　　　$24 + 5.6 = 29.6$ 以上
④？？

図18　問題⑦の酸－塩基平衡

$$(56-40) \times \dfrac{1}{10} = 1.6\,\text{mEq/L}$$

だけ上昇して，25.6 mEq/L くらいになると予測されます．呼吸性アシドーシスが慢性なら，HCO_3^- は

$$(56-40) \times \dfrac{3.5}{10} = 5.6\,\text{mEq/L}$$

以上上昇して，29.6mEq/L 以上になると予測されます．今回の HCO_3^- は 27mEq/L なので，どちらにもうまく当てはまりませんよね．

Step 4：急性呼吸性アシドーシスにしては HCO_3^- が高く，慢性呼吸性アシドーシスにしては HCO_3^- が低いので，急性呼吸性アシドーシス＋代謝性アルカローシス，あるいは慢性呼吸性アシドーシス＋代謝性アシドーシスのどちらとも考えられますが，病歴をみてもあまりしっくりきません．どう解釈すればいいのでしょうか？　ここでもやはり，血液ガスは**もともとが正常なのを前提にしている**ことが関係しています．

血液ガス＋病態の解釈

　COPDと聞くと，普段の血液ガスはどんな感じだと思いますか？　酸素を使っている，というので，低酸素血症はありそうですよね．COPDによる低酸素血症は $\dot{V}/\dot{Q}$ ミスマッチなので，そんなにたくさん

(a) 慢性呼吸性アシドーシス

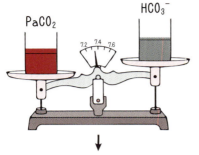

慢性呼吸性アシドーシスのために，普段から$PaCO_2$とHCO_3^-が上昇している．代償によって，pHは正常近くに保たれている．

(b) 急性呼吸性アシドーシスの合併

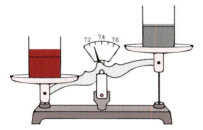

急性呼吸性アシドーシスを起こしてさらに$PaCO_2$が上昇したため，pHが低下．

図19 慢性呼吸性アシドーシス＋急性呼吸性アシドーシス

の酸素は必要になりません．

　$PaCO_2$のほうはどうですか？ 「普段から高くなってるんじゃないかなー」なんて想像できますね．すべてのCOPD患者さんで$PaCO_2$が高くなっているわけではありませんが，可能性はあります（図19a）．血液ガス解釈は，こんなふうにもとが正常ではないのは得意ではないのでした．なので，このあたりは読み手が病態も考慮して解釈しなければいけません．

　普段から$PaCO_2$が高いCOPDの患者さんが，感染症などで悪くなると$PaCO_2$はどうなると思いますか？ もっと高くなるんです．この場合，普段から高いのは慢性なのでHCO_3^-で十分代償されているのですが，急に悪くなった分については，まだ代償が追いついていません（図19b）．なので，COPD急性増悪の血液ガスの特徴としては，途中まで代償されたような形になります．今回も，慢性にしてはHCO_3^-による

代償が足りないけど，急性にしては代償が多すぎていましたね．ちょうど，こんな感じです．このように，慢性疾患に急性の悪化が重なるような状態を「acute on chronic」と呼びます．今回の血液ガスは，**COPD急性増悪による acute on chronic の呼吸性アシドーシス**です．今回のHCO_3^- の27mEq/Lが普段通りだとすると，普段の$PaCO_2$ は50mmHgくらいかなー，なんて見当もつきます．

では，治療はどうしますか？　普段よりもCOPDが悪くなっているので，気管支拡張薬，ステロイド，抗菌薬のようなCOPD急性増悪への治療を行います．COPDで$PaCO_2$ がさらに上昇するということは，呼吸筋が疲労してきていることが考えられるので，非侵襲的陽圧換気療法（NPPV）を使って呼吸を助けます．**NPPVの効果をみるのにも血液ガスは有用**です．呼吸回数や呼吸困難が低下すると同時に，血液ガスで$PaCO_2$ が下がって，pHが7.4に近づくようであれば，治療が有効であることがわかります．

血液ガス解釈	原因
肺が悪い	$\dot{V}/\dot{Q}$ ミスマッチ
慢性呼吸性アシドーシス	COPD
急性呼吸性アシドーシス	COPD急性増悪

竜馬先生のポイント

- COPD急性増悪によるacute on chronicの変化では，HCO_3^- の代償は急性と慢性の間の値になる．
- COPD急性増悪には，原疾患の治療と同時にNPPVを使用して換気補助を行う．

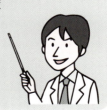

はりきって次に行きましょう．ちょっと重症そうな患者さんです．今回も呼吸を中心にみていくことにします．

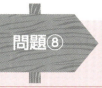
統合失調症の治療のために精神科に入院中の24歳女性が低酸素血症を起こした．患者には喘息の既往がある．
血圧 140/86mmHg，心拍数 102回/分，呼吸回数 28回/分，体温 36.8℃，SpO_2 86%（リザーバーマスク 15L/分）
胸部の聴診では呼気の延長と両側肺野での呼気時喘鳴がある．
high-flow nasal cannula での酸素投与を開始した．
📌 pH 7.44，$PaCO_2$ 34mmHg，PaO_2 80mmHg，HCO_3^- 23mEq/L（F_IO_2 80%）
胸部ポータブルX線：図20
血液ガスの解釈は？

血液ガス解釈　呼吸

　酸素投与量をみただけで，かなりの低酸素血症があるのがわかりますね．「肺が悪い」のは間違いなさそうです．こんなときに，わざわざ酸素投与を中止して血液ガスを採り直したりしなくても良いですね．リザーバーマスク 15L/分ではほぼ100%に近い F_IO_2 を供給できると思われる方もいらっしゃるかも知れませんが，実際は **60〜90%** といったところで正確にはわかりません．そこで，F_IO_2 がより正確にわかる high-flow nasal cannula に変えて採ったのが今回の血液ガスです．F_IO_2 80%でも PaO_2 が 80mmHg しかないので，かなり重度の低酸素血症があるのは間違いないようです．
　$A-aDO_2$ は，$PaCO_2$ も考慮に入れて肺が悪いかどうかを細かくみる指標でしたが，$PaCO_2$ を考慮せずに F_IO_2 と PaO_2 だけからザックリと低酸素血症の重症度をみるのが **P/F比** でしたね（前書 p.44参照）．PaO_2

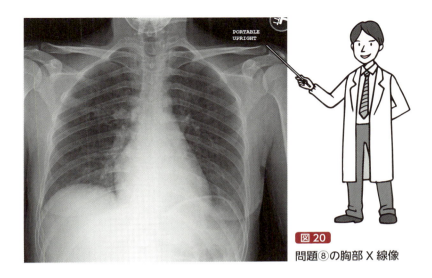

図20 問題⑧の胸部X線像

をF₁O₂で割った指標で，低いほど重症であるのを意味します．ARDSの重症度分類にも使われていて，人工呼吸管理中によく使う指標です．今回の症例では，

$$P/F比＝\frac{80}{0.8}＝100\text{mmHg}$$

ということになります．かなり重症といっていい数値です．

血液ガスは結果を予測しつつみるのでした．今回は，呼吸回数から予測される通りPaCO₂が下がっています．

血液ガス解釈　酸−塩基平衡

酸−塩基平衡の観点からもみておきましょう（図21）．

Step 1： アルカレミア

Step 2： 呼吸性アルカローシス

Step 3： 病歴から急性呼吸性アルカローシスと考えると，PaCO₂が10mmHg低下するごとにHCO₃⁻は2mEq/L低下するので，

$$6×\frac{2}{10}＝1.2\text{mEq/L}$$

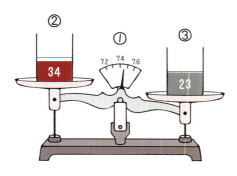

図21 問題⑧の酸-塩基平衡

低下して，22.8mEq/L程度になるはずです．測定値は23mEq/Lなので，**適切に代償**されています．

Step 4：代償が適切なので，他の代謝性酸-塩基平衡異常は考えなくても良さそうです．

低酸素血症に伴って呼吸回数が増えているために，急性呼吸性アルカローシスになっているようです．

血液ガス＋病態の解釈

重度の低酸素血症があって，呼吸性アルカローシスになっているのはわかりましたが，今回の低酸素血症の原因は何でしょうか？ 喘息発作によるものと考えて良いですか？ 結論から言うと，**喘息やCOPD単独では高濃度の酸素を要するような重度の低酸素血症を起こすことはありません**．ここでいう高濃度の酸素というのは，50～60％を超えるような濃度のことです．喘息やCOPDといった閉塞性肺疾患で起こる低酸素血症の原因は，呼吸生理的に言うとV̇/Q̇ミスマッチです．肺の中で空気の出入り（換気）と血流量が一致していないことを指します．本来なら換気が多いところに血流が多い方がいいわけですが，気道閉塞やそれによる肺過膨張のためにつり合いがうまく取れていなくて，空気が多いところに血流が少なかったり，空気が少ないのに血流が多かったりし

ているのです（p.23．**図 12**）．細かいことはいいとして，大事なのは，**$\dot{V}/\dot{Q}$ ミスマッチによる低酸素血症は（比較的）容易に酸素投与で補正できる**ことです．なので，今回のように高濃度の酸素を投与しないと低酸素血症が補正できない，なんていうときには $\dot{V}/\dot{Q}$ ミスマッチ以外の機序も考えないといけません．

　高濃度酸素が必要というと，機序は何でしたか？　**シャント**ですよね．シャントというのは，肺を流れる血流が肺を素通りして酸素を受け取らずに流れていくことです．どれだけ酸素を投与しても血液がそれを受け取れないので，酸素投与に反応が悪い重度の低酸素血症になります．シャントが起こる原因としては，ARDS や重症肺炎のように胸部 X 線や CT でベッタリとした影のできる疾患を考えます．

ベッタリ→シャント

でしたね．それ以外には，卵円孔開存（PFO）とか心房中隔欠損（ASD）とか心室中隔欠損（VSD）とかのような心臓の中で血液が右房→左房または右室→左室へと流れることによるシャントや，肺動静脈奇形といって肺動脈が直接肺静脈につながってしまうような疾患もあります．重度の低酸素血症がある場合には，このようにシャントの存在を考慮します．

　では，今回の症例ではどうでしょう？　胸部 X 線を見ると，あまりベッタリした影はなさそうですね．となると，動静脈奇形や心臓の中での右→左シャントを考えることになりますが，急に起こるというのはちょっと話が合いませんね．今回の症例では原因がはっきりしないので，胸部 CT を撮ることになりました．肺塞栓（PE）が合併している可能性も考えて，造影 CT にしています．肺塞栓による低酸素血症もシャントではないので，それほど重症の低酸素血症を起こすことはあまりないのですが．

　ポータブル胸部 X 線でははっきりと見えませんでしたが，CT では背側がベッタリと無気肺になっているのがわかりました（**図 22**）．ここがシャントになっていたわけですね．CT 画像でも，血流はある（造影されている）のに空気が入っていないのがわかります．精神科に入院中，本人はほとんど起き上がらず，寝たきりに近い状態だったようです．今回

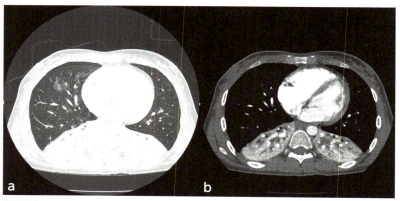

図22 問題⑧のCT像

の症例では，喘息に対する吸入療法に加えて，無気肺に対する理学療法を行うことで低酸素血症は改善しました．このように，低酸素血症になっているときに，「肺が悪い」から一歩進んでその機序まで意識することで，診断に役立つことがあります．特に，**閉塞性肺疾患単独では重度の低酸素血症は起こらない**，というのは重要なので覚えておいて下さい．

血液ガス解釈	原因
肺が悪い	無気肺によるシャント
呼吸性アルカローシス	低酸素血症による換気量増加

竜馬先生のポイント

- 低酸素血症の機序を意識することで診断に役立つ．

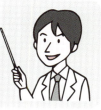

問題⑨ 特に既往のない40歳女性，頭痛，悪心，めまいを訴えて救急室を受診した．石油ストーブをつけたまま就寝し，目覚めたときには症状があったとのこと．同室にいた家人にも同様の症状がある．患者に喫煙歴はない．
血圧 140/88mmHg，心拍数 100回/分，呼吸数 20回/分，体温 36.8℃，SpO_2 98%
📌 pH 7.35, $PaCO_2$ 36mmHg, PaO_2 95mmHg, HCO_3^- 20mEq/L, SaO_2 65%, CO-Hb 30%（室内気）
Na^+ 146mEq/L, K^+ 4.9mEq/L, Cl^- 109mEq/L,
BUN 12mg/dL, Cr 0.9mg/dL, グルコース 120mg/dL
乳酸 4.0mmol/L（正常＜2mmol/L）
血液ガス解釈は？

血液ガス解釈　呼吸

まず呼吸ですが，PaO_2 は95mmHgもあるのに，なんと！　SaO_2 は65%しかありません．かなりの低酸素血症ですね．でも，SpO_2 とは大きく乖離しています．測定ミスでしょうか？　ところで，SaO_2 と SpO_2 の違いって，覚えてますか？　$P_\bigcirc O_2$ と同様に，$S_\bigcirc O_2$ の○には測定した部位が入るのでしたね．a だと動脈血で，p だとパルスオキシメータで測定した経皮酸素濃度です．

血液ガス解釈　酸-塩基平衡

続いて，酸-塩基平衡をみてみましょう．いつもの手順でいきますよ（図23）．

Step 1：アシデミア
Step 2：代謝性アシドーシス

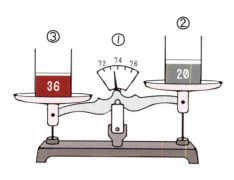

①アシデミア
②代謝性アシドーシス
③予想される代償
　(24−20)×1.2=4.8
　予想されるPaCO₂の値
　40−4.8=35.2
　適切な代償
④なし

図23 問題⑨の酸−塩基平衡

Step 3: 代謝性アシドーシスでHCO_3^-が

$$24-20=4mEq/L$$

低下しているので，$PaCO_2$は

$$4×1.2=4.8mmHg$$

下がって，

$$40-4.8=35.2mmHg$$

くらいになると予測されるのですが，測定値は36mmHgなので十分近いですね．**代償は適切**です．

Step 4: 代償が適切なので，他の呼吸性酸−塩基平衡異常の存在は考えなくて良さそうです．

Step 5: 代謝性アシドーシスがあったので，続けてアニオンギャップを計算してみます（図24）．

$$AG=146-(109+20)=17mEq/L$$

で，増加しています．

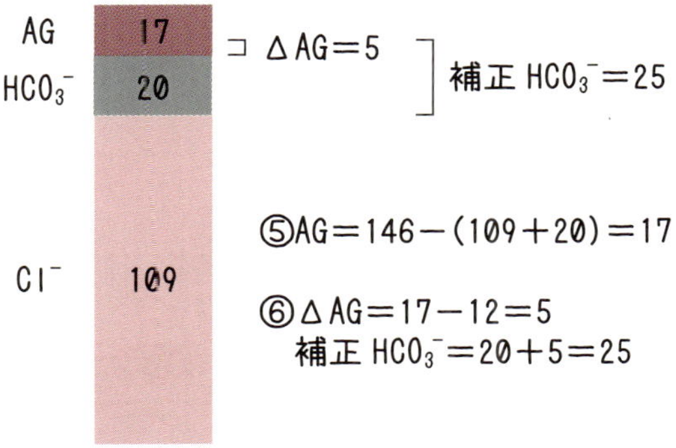

```
AG        17   ┐ ΔAG＝5
HCO₃⁻     20   ┘           補正 HCO₃⁻＝25

              ⑤AG＝146－(109＋20)＝17
              ⑥ΔAG＝17－12＝5
Cl⁻      109     補正 HCO₃⁻＝20＋5＝25
```

図24 問題⑨のΔAGと補正 HCO_3^-

Step 6:
$$\Delta AG = 17 - 12 = 5\,mEq/L$$
$$補正\ HCO_3^- = 20 + 5 = 25\,mEq/L$$

なので，他の代謝性酸−塩基平衡異常はなさそうです．というわけで，酸−塩基平衡の解釈は**アニオンギャップ増加代謝性アシドーシス**です．原因は何かというと，乳酸が高くなっているので乳酸アシドーシスがありそうですね．結論としては，乳酸アシドーシスによるアニオンギャップ増加代謝性アシドーシスとなります．

血液ガス＋病態の解釈

SaO_2 が低い原因は何だと思いますか？ 血液ガスで測定した酸素飽和度 SaO_2 が経皮酸素飽和度 SpO_2 と乖離しているのは，測定ミスではなくて本当の値です．なぜこんなことになってるのかと，もう一度あらためて血液ガスの結果をよくみてみると，「**CO-Hb 30％**」なんてことも書いてありました．CO-Hb というのは，一酸化炭素（CO）がくっついたヘモグロビンのことです．喫煙者では10％くらいになることもありますが，非喫煙者の場合，正常では3％以下です．なので，30％というのは明らかに高くなっていて，**一酸化炭素中毒**を起こしていると考えられます．石油ストーブ，家人も同じ症状，という病歴にも合致します．

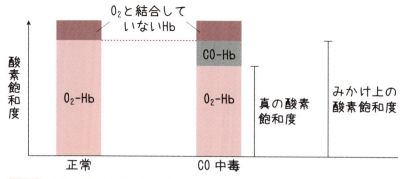

図25 CO中毒での酸素飽和度
O₂-Hb：酸素が結合したヘモグロビン，CO-Hb：一酸化炭素が結合したヘモグロビン

　一酸化炭素は不完全燃焼で生じるのですが，大気中には通常 0.001％未満しか存在しません．今回のように閉め切った部屋で石油ストーブを使っていたり，お風呂のガスボイラーが古くなっていたり，大雪のときにエンジンをかけた車の中にいて知らぬ間にマフラーが雪で塞がってた，なんてときに発生して中毒の原因となります．自殺企図で使われることもあります．一酸化炭素は無色・無味・無臭のため，暴露されていても気づかないのが恐ろしいところです．

　この一酸化炭素なのですが，なんと**酸素の200倍以上もヘモグロビンにくっつきやすい**という特徴があります．なので，今回のようにPaO_2が正常であっても，一酸化炭素が酸素より先にどんどんヘモグロビンにくっついてしまうために，酸素と結合したヘモグロビンの割合である酸素飽和度は低下してしまうんです．でも，SpO_2 は98％もありましたよね．それなら，酸素と十分に結合してるんじゃないの？って，思いますよね．これはなぜかというと，経皮酸素飽和度を測定する一般のパルスオキシメータというのは，酸素が結合したヘモグロビン（O_2-Hb）と一酸化炭素が結合したヘモグロビン（CO-Hb）を区別できないので，いっしょくたにして測ってしまうからなんです（図25）．なので，今回のように**一酸化炭素中毒が疑われるときには，必ず血液ガスを測定**して，CO-Hb を調べます．

　ここまでは，$PaCO_2$ が上昇する（肺以外が悪い）場合と，A-aDO₂

が上昇する（肺が悪い）場合に分けて低酸素血症の原因を考えてきましたが，例外的にこれら**両方が正常であっても低酸素血症になることがある**，というのがこの症例です．

乳酸アシドーシスの原因は？

　乳酸アシドーシスの原因を考えてみましょう．乳酸アシドーシスというと何を考えますか？　ショックですね．ショックのときに組織への酸素供給が足りないと，グルコースからピルビン酸を経て乳酸ができます．これが一般的な原因です．

　一酸化炭素中毒では，血行動態が保たれていても乳酸が高くなることがあります．原因は，やはり**組織への酸素供給が足りない**からなんです．一酸化炭素は酸素よりもヘモグロビンに結合しやすいんでしたよね．なので，本来酸素を運搬すべきヘモグロビンが一酸化炭素に横取りされてしまって，うまく酸素が供給されなくなります．そうすると，ショックのときと同じように，組織への酸素供給は足りなくなります．

　一酸化炭素にはもう一つ恐ろしい性質があります．**ヘモグロビン酸素解離曲線を左方移動させる**んです．って，いわれてもピンときませんよね．ヘモグロビン酸素解離曲線を図26に示します．これって，なぜ良

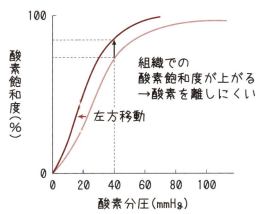

図26　ヘモグロビン酸素解離曲線の左方移動

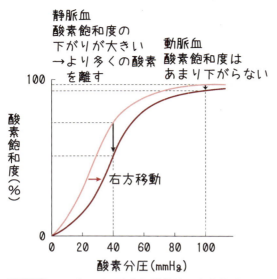

図27 ヘモグロビン酸素解離曲線の右方移動

くないんでしょう？　左方移動すると，PaO_2 が同じでも酸素飽和度は高くなるので，良いことのようにもみえますよね．ところが，ヘモグロビンは酸素とくっつくだけじゃなくて，必要なときに酸素を離すことも大事なんです．酸素が豊富な肺では酸素とくっついて，酸素が少ない末梢組織で酸素を離すというのがヘモグロビンの役割です．なので，ヘモグロビン酸素解離曲線が左方移動してしまって，酸素を離しにくくなると組織への酸素供給が減ってしまいます．ただでさえ，一酸化炭素に横取りされて結合できるヘモグロビンが減っているところに，ヘモグロビンから酸素が離れにくくなると，二重に組織への酸素供給が減ってしまいますね．これによって，組織の低酸素症はさらに悪化します．

　逆に，ヘモグロビン酸素解離曲線を右方移動させる原因として，体温上昇や，$PaCO_2$ 上昇，pH低下などがあります．運動して筋肉を使っているときを考えるとわかるように，これらは代謝が亢進して酸素需要が増えているときに起こります．なので，先ほどの左方移動とは逆に，右方移動によって酸素を末梢組織で離しやすくして酸素供給量を増やすのは理にかなっています（図27）．

治療は？

　血液ガスと病態の解釈を活かして治療を行います．一酸化炭素中毒の治療には **100％酸素** を使います．ひたすらたくさんの酸素を投与して，一酸化炭素に横取りされたヘモグロビンを取り戻そうという作戦です．さらに，**高圧酸素療法** を行うこともあります．気圧を上げることで P_IO_2 を上げる方法でしたね．

メトヘモグロビン血症とは？

　一酸化炭素中毒と同じく，PaO_2 は保たれているのに組織への酸素供給が減ってしまう病気に，メトヘモグロビン血症があります．これはヘモグロビンの鉄が酸化型になることで酸素と結合できなくなるために起こります．ヘモグロビンに酸素が結合しなければ，やはり組織への酸素供給ができないので一酸化炭素中毒と同様に乳酸が上昇します．メトヘモグロビン血症は血液ガスで Met-Hb が上昇していることから診断できます．

血液ガス解釈	原因
低酸素血症（SaO_2 低下）	一酸化炭素中毒
アニオンギャップ増加 代謝性アシドーシス	乳酸アシドーシス（一酸化炭素中毒による）

竜馬先生の ポイント

- 一酸化炭素中毒やメトヘモグロビン血症では，$PaCO_2$ と $A-aDO_2$ が両方とも正常でも低酸素血症になる．
- 一酸化炭素中毒やメトヘモグロビン血症では，経皮酸素飽和度（SpO_2）は正確ではない．

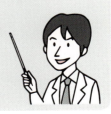

問題⑩ 喘息発作による急性呼吸不全の患者（p.34，問題⑤）に気管挿管を行い，人工呼吸を開始することになった．人工呼吸器導入から 30 分後に測定した血液ガスは以下の通り．

📌 pH 7.31, $PaCO_2$ 50mmHg, PaO_2 120mmHg, HCO_3^- 25mEq/L （F_IO_2 40%）

血液ガス解釈は？

血液ガス解釈

　人工呼吸を開始してからの血液ガスなんですが，これって良いですか？　悪いですか？　どこが気になりますか？　はい，確かに $PaCO_2$ が高いですね．そのおかげで pH が下がっています．**急性呼吸性アシドーシス**ですよね．解釈としてはそれで正しいです．合格です．あれこれはしょってますけど，いままでやってきた練習の通りなので，これで良しとしましょう．

　人工呼吸器をつけてない患者さんだと，$PaCO_2$ が上昇しているときには，**コントロール系か駆動系といった肺以外の問題**をまず探すのでした．呼吸を調節する呼吸中枢が抑制されているとか，呼吸をするための末梢神経や筋肉，胸壁，気道なんかの原因ですよね．今回も同じように考えればいいのか，というと，人工呼吸器をつけた患者さんではここが違ってきます．人工呼吸器をつけていると，必ずしも患者さんの呼吸中枢が自分の呼吸をすべてコントロールするわけではないんですよね．人工呼吸器で，「最低でも呼吸回数は 20 回/分」だとか「1 回換気量は 500mL」だとか調節できるので，例えば鎮静薬や鎮痛薬なんかで患者さん自身の呼吸中枢が抑制されていて呼吸回数とか 1 回換気量が減っていても，設定次第では $PaCO_2$ は保たれるんです．駆動系も同じで，必ずしも患者さんががんばって自分の呼吸筋で呼吸をしなくても，人工呼吸器が陽圧をかけて空気を送り込んできてくれます．まあ，そのために人

工呼吸器をつけるわけでもあるんですけど．なので，人工呼吸管理中の血液ガスでは，

PaCO₂ 上昇 ≠ コントロール系か駆動系の問題

なのです．

人工呼吸中の PaCO₂ の見方

　人工呼吸中の $PaCO_2$ は必ずしもコントロール系・駆動系の問題と相関しないということでしたが，ではどう考えればよいでしょうか？　ここでは，<u>換気量</u>という概念を使います．エベレストに登る登山家さん（問題①）のところでもお話ししましたが，CO_2 産生量が一定であれば，（肺胞）換気量と $PaCO_2$ は反比例します．肺胞に出入りする空気が多ければそれだけ CO_2 が排泄されるので $PaCO_2$ は低くなりますし，肺に出入りする空気が少なければ $PaCO_2$ は高くなります．換気量というのは，呼吸回数と1回換気量の2つで決まります．呼吸回数が多ければ多いほど空気の出入りは多くなって，1回に吸う空気の量が大きくなればそれだけ多くの空気が出入りすることになりますよね．なので，$PaCO_2$ を下げたいとなれば，人工呼吸器の設定で呼吸回数か1回換気量のどちらかを増やせばいいですし，逆に，$PaCO_2$ を上げたいというときには，呼吸回数か1回換気量のどちらかを減らすことになります．これが人工呼吸器での $PaCO_2$ の考え方です．

PaCO₂ を下げたい→呼吸回数か1回換気量を増やす
PaCO₂ を上げたい→呼吸回数か1回換気量を減らす

　次に大事なのは，「$PaCO_2$ の目標を何にするのか？」です．正常の $PaCO_2$ は 40mmHg くらいなので，人工呼吸器をつけていてもそれくらいを目指すのが良さそうに思いますか？　せっかく人工呼吸器をつけているのですから，キッチリ正常にしておいたほうがスッキリしそうです．確かに肺がそれほど悪くないときにはそれでもいいのですが，例えば今回の喘息とか COPD のように気道が細くなっていたりとか，

ARDS とか重症肺炎みたいに肺が固くなっている場合には，換気を増やそうと呼吸回数や 1 回換気量を上げてしまうと，過剰な圧がかかって肺が傷ついてしまう，なんてことが起こります．これを，**人工呼吸器関連肺傷害（ventilator-associated lung injury: VALI）** という名前で呼びます．なので，いつも簡単に $PaCO_2$ を 40mmHg にできるワケではないんです．このあたりの人工呼吸管理についての詳しい話は別の本に説明を譲るとして，ここでは，

人工呼吸管理中には $PaCO_2$ を正常に保つ必要はない

というのだけ知っておいて下さい．$PaCO_2$ が高くなっていても，「人工呼吸器で無理して肺を傷つけるよりはいいや」と許容してしまうわけです．このような考え方を，**高二酸化炭素許容人工換気（permissive hypercapnia）** と呼びます．では，具体的には，どれくらいまで許容できると思いますか？ $PaCO_2$ 50mmHg くらい？ 今回の症例の血液ガスがそれくらいになってるので，これくらいならいいかなぁ，って感じ？ 実は，許容範囲は $PaCO_2$ の値だけじゃなくて，**pH も合わせて考える**んです．$PaCO_2$ が上昇して pH が下がっている場合，pH＞7.3 なら余裕で大丈夫で，肺疾患が重症の場合では **pH＞7.2** ならまあいいかな，って感じで考えます．けっこうユルい感じですね．このように考えると，HCO_3^- が正常の 24mEq/L なら，$PaCO_2$ が 60mmHg くらいまで上昇しても許容できることになります．HCO_3^- が 28mEq/L に上がっていたら，$PaCO_2$ は 70mmHg を超えるまで OK です．かなり高くても大丈夫なんですね．逆に，HCO_3^- が低くて 20mEq/L くらいになっていれば，許容範囲は狭くなって，$PaCO_2$ 上昇は 50mmHg くらいまでしか許容できません．

　というわけで，人工呼吸中の $PaCO_2$ についてまとめると，

$PaCO_2$ は（肺胞）換気量で決まる
$PaCO_2$ 上昇は pH が保たれていれば（＞7.2）許容する

ということになります．なので，今回の血液ガスでも，呼吸回数や 1 回換気量を上げて $PaCO_2$ を下げられるならそれでもいいのですが，「喘息

が重症で難しい」というのなら，人工呼吸器で無理せずに，$PaCO_2$ 上昇はこのまま許容します．

人工呼吸中の PaO_2 の見方

　$PaCO_2$ のほうをみたので，次に PaO_2 をみてみます．どうでしょうか？　OK？　低酸素血症ではないですよね．むしろ，高めです．人工呼吸器というのはあくまでも手助けで，肺そのものを良くするわけではありませんので，あんまりがんばって高めの PaO_2 にしておく必要はありません．なので，だいたいは PaO_2 60〜80mmHg，高くても 100mmHg は超えないくらいに落ち着くように F_IO_2 を調節します．というわけで，今回は F_IO_2 を下げます．喘息発作での低酸素血症の機序は $\dot{V}/\dot{Q}$ ミスマッチなので，それほど高濃度の酸素は必要ありません．

　人工呼吸管理中のように，F_IO_2 がキッチリわかるときには，酸素化の指標として P/F 比なんていうのを使うことがあるんでした．この場合だと，PaO_2 120mmHg，F_IO_2 40%なので，

$$P/F 比 = 120/0.4 = 300mmHg$$

となります．この値が低ければ低いほど低酸素血症の程度が強いことになります．人工呼吸中であっても A-aDO_2 は計算できますし，それで低酸素血症の重症度をみてもいいんですが，計算が面倒なので，人工呼吸器を装着している場合には P/F 比を使うことが多いです．

血液ガス＋病態の解釈

　血液ガス的には，$PaCO_2$ が高くて換気が少ない，となりますが，喘息発作という病態を考えると，あまり呼吸回数や 1 回換気量を増やして肺を過膨張にしてしまうのは得策ではありません．なので，先に述べた高二酸化炭素許容人工換気という考え方に基づいて，換気量はこのままにします．無理に正常にする必要はありません．

　人工呼吸器的にできることがないとしたら，他に何ができますか？

気管支拡張薬，いいですね．人工呼吸器って，息ができないときに手助けしてくれるだけのもので，肺を良くしてくれるわけではないんですよ．ですから，気管支拡張薬であるとかステロイドであるとかの喘息の治療をしなければ，喘息発作は良くなりません．なので，おっしゃるとおり，原疾患の治療を最優先に行います．

「こんな血液ガスだったら，いつまで経っても人工呼吸器から離脱できないんじゃ？」と心配ですか？　心配ご無用です．原疾患が良くなるにつれて，$PaCO_2$ はだんだん下がっていって，pH は正常に近づいていきます．人工呼吸器は肺を良くするわけではなく，あくまでも肺が良くなるまでの時間稼ぎなんです．

血液ガス解釈	原因
肺が悪い	$\dot{V}/\dot{Q}$ ミスマッチ
急性呼吸性アシドーシス	肺胞低換気

前半の講義は以上です．これまでは呼吸を中心に血液ガスをみてきましたが，後半は酸－塩基平衡を中心にみていきたいと思います．

竜馬先生の ポイント

- 人工呼吸中の $PaCO_2$ 上昇は，必ずしもコントロール系・駆動系の問題ではない．
- 人工呼吸中の $PaCO_2$ は人工呼吸器による換気量で決まる．
- 人工呼吸中には血液ガスを正常にする必要はない．

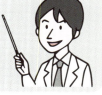

FOLLOW UP
血液ガスは頻回に採るべき？

　人工呼吸器を使っているときって，なんだか頻回に血液ガスを測定するのが作法なような気がして，「2 時間おきに血液ガス」みたいなルーチン採血をしてませんか？

　もちろん，患者さんの状態が急に悪くなってたり，人工呼吸器をはじめとした治療方法を変更した場合などには血液ガスが必要となりますが，あまり状態に変化がなく人工呼吸器設定も変えていないときにまでルーチンで血液ガスをみる必要はありません．

　人工呼吸器を使っているときには，$PaCO_2$ がそこそこ高くなっていても許容していいし，PaO_2 も最低限保たれていれば正常である必要はないし（それに，SpO_2 でもモニターできる），あんまり厳密に血液ガスの結果を調節する必要はないんです．

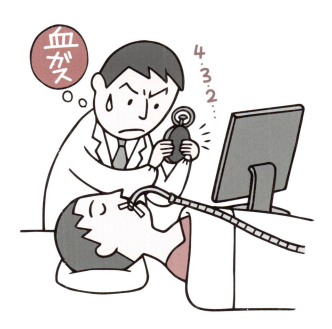

それに，血液ガスの結果って，何もしなくても変動したりもするんです．人工呼吸器をつけているけど比較的安定した重症患者を対象にして，何も治療を変えずに5分おきとかで頻回に血液ガスを測定した研究があるんですけど，そうすると，何にもしてなくても$PaCO_2$が±5mmHg程度，PaO_2だと±10mmHgくらい変動するっていう結果になっています．なので，「$PaCO_2$が5mmHg上がったから設定を変えなきゃ」とか，「PaO_2が10mmHg下がったから……」みたいな微調整をすることにはあんまり意味がないんです．それくらいは変動するので．

　というわけで，人工呼吸器を使っているからといって，血液ガスをめったやたらとルーチンで測定するんじゃなくて，必要なときに測定するのがいいと思います．患者さんの状態に関係なく，動脈カテーテルが入っているとそれだけで1日あたりの採血量が増える，というような研究もあります．「動脈カテーテルが入っているから採血しておくか」ではなく，あくまでも適応に応じて検査を行いたいところです．

帰ってきた竜馬先生の
血液ガス白熱講義 22問

後半戦

それでは後半戦を始めましょう．呼吸も合わせてみますが，前半よりも酸-塩基平衡に重点を置いてお話ししようと思います．

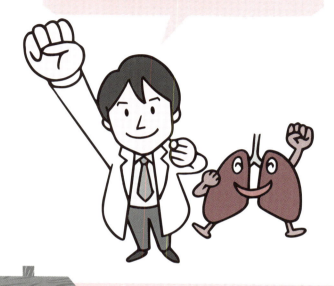

問題⑪

てんかんの既往のある48歳女性，尿路感染症の治療のために入院中．呼びかけに反応しないため，Rapid Response が呼ばれる．バイタルサインは，血圧 160/100mmHg，心拍数 130回/分，呼吸回数 24回/分，体温 36.8℃，SpO$_2$ 100%（リザーバーマスク 15L/分）．

📌 pH 7.29, PaCO$_2$ 27mmHg, PaO$_2$ 222mmHg, HCO$_3^-$ 13mEq/L
  （リザーバーマスク 15L/分）
  乳酸 14mmol/L
  Na$^+$ 135mEq/L, K$^+$ 3.7mEq/L, Cl$^-$ 97mEq/L, グルコース 148mg/dL, BUN 5mg/dL, Cr 0.87mg/dL

まだぼんやりしているが，次第に意識レベルは改善し受け答えができるようになっている．明らかな巣症状はない．
血液ガスの解釈は？

血液ガス解釈　呼吸

　$PaCO_2$ は高くはなっておらず，むしろ正常よりも低くなっていますね．あとで酸－塩基平衡と合わせて考えることにします．

　酸素がリザーバーマスクで投与されていて，正確な F_IO_2 はわかりませんので，酸素化の障害があるのかどうかはこの時点ではまだはっきりわかりませんが，とりあえずは15L/分もいらないことはわかります．急性期の対応として「まずは酸素投与」は正しいのですが，酸素飽和度が保たれているのなら過剰に酸素投与する理由はありませんので（例外は一酸化炭素中毒のときです），ここではすみやかに下げられそうです．

血液ガス解釈　酸－塩基平衡

　酸－塩基平衡の方をみていきましょう．pH が下がっていて，$PaCO_2$ も HCO_3^- も両方とも基準値よりも低くなっています（図28）．

Step 1： アシデミア
Step 2： 代謝性アシドーシス
Step 3： 代償をみてみます．HCO_3^- が基準値の24mEq/L よりも11mEq/L だけ低下しているので，$PaCO_2$ は，

$$11 \times 1.2 = 13.2 \text{mmHg}$$

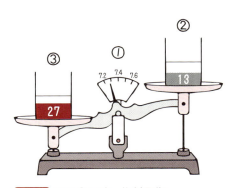

①アシデミア
②代謝性アシドーシス
③予想される代償
　$(24-13) \times 1.2 = 13.2$
　予想される $PaCO_2$ の値
　$40 - 13.2 = 26.8$
　適切な代償
④なし

図28　問題⑪の酸－塩基平衡

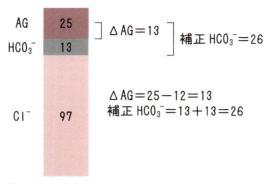

図29 問題⑪の△AGと補正HCO_3^-

だけ下がると予測され，予測される$PaCO_2$は，

$$40 - 13.2 = 26.8 \text{mmHg}$$

くらいになるはずです．実際の測定値は27mmHgで，近い値になっているので，**適切に代償されている**ことがわかります．

Step 4：代償が適切なので，他の酸−塩基平衡異常は考えなくても良さそうです．

Step 5：代謝性アシドーシスなので，例によってアニオンギャップを計算すると，

$$AG = 135 - (97 + 13) = 25 \text{mEq/L}$$

となり，増加していることがわかります．**アニオンギャップ増加代謝性アシドーシス**ですね．

Step 6：他の代謝性酸−塩基平衡異常がないか，補正HCO_3^-をみてみることにしましょう（図29）．アニオンギャップの増加分を示す△AGは，

$$\Delta AG = 25 - 12 = 13 \text{mEq/L}$$

なので，

補正 $HCO_3^- = 13 + 13 = 26 mEq/L$

となります．基準値 24mEq/L に近いので，他の代謝性酸−塩基平衡異常は考えなくても良さそうです．

血液ガス＋病態の解釈

　アニオンギャップ増加代謝性アシドーシスであることがわかったのですが，原因は何でしょうか？　アニオンギャップ増加代謝性アシドーシスというと原因は乳酸アシドーシス，ケトアシドーシス，腎不全，中毒の4つありましたが，今回は乳酸がえらく高くなっているのが目につきますね．乳酸上昇と今回の一過性意識障害を合わせて考えると何が原因だと思いますか？　痙攣発作ですね．乳酸がショックで上昇するのはご存じだと思いますが，

　　　　　乳酸上昇＝ショック

というわけではありません．確かに，ショックでは組織への灌流が低下して，

　　　　ショック→乳酸上昇

となるのですが，乳酸が上昇する原因には他にも多数あるため，

　　　　　乳酸上昇→ショック

は必ずしも正しくないのです．というわけで，ここでは痙攣発作によって一過性の意識障害と代謝性アシドーシスが起こったのではないかと考えます．

　30分後に血液ガスと乳酸，電解質を再検してみると，

　　pH 7.42, $PaCO_2$ 37mmHg, PaO_2 93mmHg, HCO_3^- 24mEq/L
　　乳酸 1.6mmol/L
　　Na^+ 131mEq/L, K^+ 3.8mEq/L, Cl^- 100mEq/L,
　　グルコース 123mg/dL, BUN 7mg/dL, Cr 0.92mg/dL

となっており，乳酸も代謝性アシドーシスも改善しているのも痙攣発作による乳酸アシドーシスに合致します．

このように，痙攣発作では一過性に乳酸アシドーシスからアニオンギャップ増加代謝性アシドーシスを起こすことがあります．ここでの対応としては，抗痙攣薬の血中濃度を調べたり，抗菌薬が抗痙攣薬と相互作用を起こしてないか確認したり，ということになります．

血液ガス解釈	原因
アニオンギャップ増加代謝性アシドーシス	乳酸アシドーシス（痙攣による）

竜馬先生のポイント

- アニオンギャップ増加代謝性アシドーシスの原因は，乳酸アシドーシス，ケトアシドーシス，腎不全，中毒の4つ．
- 痙攣発作では一過性に乳酸アシドーシスが起こる．

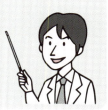

FOLLOW UP
アニオンギャップ増加代謝性アシドーシスの覚え方

アニオンギャップ増加代謝性アシドーシスの原因として，乳酸アシドーシス，ケトアシドーシス，腎不全，中毒の4つに分ける方法を説明しました．4つに分類したのはあまりたくさん覚えたくない，というか覚えられないという筆者の記憶力が主な理由なのですが，世の中には「もっと多く

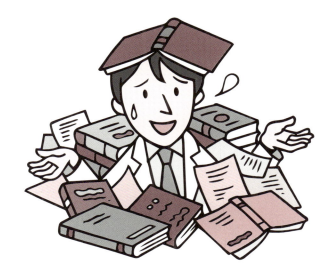

ても大丈夫」という方もいらっしゃって，アニオンギャップ増加代謝性アシドーシスの覚え方にもいくつかありますので，ここで紹介します．

まずは **KUSMALE** です．糖尿病性ケトアシドーシスでみられるクスマウル呼吸の Kussmaul の綴りをあえて間違って使っています．

Ketoεcidosis	ケトアシドーシス
Urem a	尿毒症
Salycylate	サリチル酸（アスピリン）
Methεnol	メタノール
Aldehyde（paraaldehyde）	パラアルデヒド
Lactate	乳酸
Ethylen glycol	エチレングリコール

もう一つは，**MUD PILES** です．英語だと，そもそも何にかけた語呂合わせなのかわからないと覚えられないですね．mud というのは泥のことです．pile というのは積み重なった山のことで，「洗濯物の山」とか「書類の山」なんていうときに使います．というわけで，MUD PILES は直訳すると「泥山」となります．覚えられそうですか？ MUD PILES は以下の 7 つからなります．

Methanol	メタノール	
Uremia	尿毒症	
Diabetes	糖尿病（ケトアシドーシス）	
Paraldehyde	パラアルデヒド	
Iron/Isoniazide	鉄剤・イソニアジド	
Lactate	乳酸	
Ethlene glycol	エチレングリコール	
Salicylate	サリチル酸（アスピリン）	

　時代が変わり，アニオンギャップ増加代謝性アシドーシスの原因としてパラアルデヒド中毒をみることはほとんどなくなったので，21世紀版の語呂合わせとして，**GOLD MARK** というのもあります．

Glycol	グリコール類
（ethylene glycol・propylene glycol）	
Oxoproline	オキソプロリン
L-lactate	L-乳酸
D-lactate	D-乳酸
Methanol	メタノール
Aspirin	アスピリン
Renal failure	腎不全
Ketoacidosis	ケトアシドーシス

　D-乳酸とは，通常「乳酸」として測定するL-乳酸の立体異性体で，短腸症候群の患者さんに起こることがあります．D-乳酸を検出する通常の検査では検出されません．5-oxoproline はアセトアミノフェンの慢性中毒で（主に低栄養の女性に）蓄積することがあります．グルタチオン欠乏と関係していると考えられています．

　この覚え方を3つともすべて知っておく必要はありません．3つのうちどれか1つ，あるいは先に挙げた4つの分類のうちどれか覚えやすい方法で覚えていてもらえればよいです．

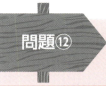

問題⑫ 40歳女性，高血圧の診断にて3カ月前からACE阻害薬を内服している．前回受診時の血液検査で低カリウム血症が見つかったため，カリウム製剤も服用しているが，本日の検査でも血清カリウムは低値である．本日の検査に以下の通り．

📌 pH 7.45, PaCO₂ 42mmHg, PaO₂ 90mmHg, HCO₃⁻ 29mEq/L
Na⁺ 142mEq/L, K⁺ 2.9mEq/L, Cl⁻ 103mEq/L,
グルコース 95mg/dL, BUN 12mg/dL, Cr 0.8mg/dL

血液ガスの解釈は？

　高血圧の患者さんが外来にいらっしゃったのですが，低カリウム血症が続いているとのことで，原因検索のために血液ガスを測定しました．高血圧で外来受診しても，普通は血液ガスはみないですよね？　なので，何かの診断を想定して検査しています．血液ガスをみなくても，高血圧＋低カリウム血症というところから「アレじゃないかな？」と診断にたどりつく方もいらっしゃるとは思いますが，ここでも，血液ガスの練習として，手順通りに読んでみることにしましょう．

血液ガス解釈　呼吸

　呼吸の話ではなさそうですけど，練習をかねて念のために確認してみます．$PaCO_2$ は明らかに異常とまでは言えませんが，少し上昇しています．低酸素血症を起こすほどではないですね．$PaCO_2$ についてはここではいったん保留にして，後の酸−塩基平衡と合わせて考えることにします．

　酸素化はどうでしょう？

$$P_AO_2 = 150 - \frac{42}{0.8} = 97.5 \text{mmHg}$$

なので，A-aDO₂ は

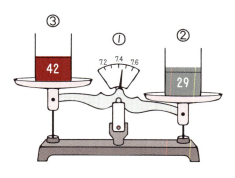

①アルカレミア
②代謝性アルカローシス
③予想される代償
　(29−24)×0.7＝3.5
　予想されるPaCO₂の値
　40＋3.5＝43.5
　適切な代償
④なし

図30　問題⑫の酸−塩基平衡

$$A-aDO_2 = 97.5 - 90 = 7.5\,mmHg$$

となって，正常ですね．肺はとりあえず問題なさそうです．

血液ガス解釈　酸−塩基平衡

　酸−塩基平衡の方に取りかかりましょう．いつも通り順番に行きますね（図30）．

　Step 1：pHが7.45に上昇しているので，**アルカレミア**があります．

　Step 2：$PaCO_2$ と HCO_3^- の両方が上昇していますが，pHを上昇させるというと HCO_3^- 上昇のほうですね．**代謝性アルカローシス**があります．

　Step 3：代謝性アルカローシスでは，HCO_3^- が1mEq/L上昇するごとに $PaCO_2$ が0.7mmHg上昇するはずなので，

$$(29-24) \times 0.7 = 3.5\,mmHg$$

だけ上昇して，$PaCO_2$ は43.5mmHgくらいになることが予測されます．実際は42mmHgなので**代償は適切**と言っていいですね．先ほど保留にしましたが，$PaCO_2$ が少し上がっているのはコントロール系だとか駆

動系だとかの呼吸の問題というより，代謝性アルカローシスの代償だと考えて良さそうです．

Step 4：適切な代償なので，他の酸－塩基平衡は考えなくて良さそうです．

というわけで，酸－塩基平衡異常は**代謝性アルカローシス**です．

血液ガス＋病態の解釈

血液ガス解釈は代謝性アルカローシスとなりました．代謝性アルカローシスの主な原因というと，**嘔吐**と**利尿薬**の2つがあるんでしたね．今回の患者さんは嘔吐はしていないようです．薬剤を確認しましたが，ACE阻害薬とカリウム製剤以外の薬剤は服用していませんでした．どっちも病歴に合いません．それにしても，ACE阻害薬もカリウムも服用しているわりにはカリウムが低いですね．というわけで，主な2つの

表4 代謝性アルカローシスの原因

主な2つ	その他
嘔吐（またはNGチューブ）	高二酸化炭素血症の急な補正（人工呼吸器による）
利尿薬・ループ・チアジド	クロライド不応性（5％）・原発性アルドステロン症・Barter症候群

原因以外も考えてみると（表4），**原発性アルドステロン症**なんじゃないかな？　なんて考えられます．高血圧と低カリウム血症が特徴的な疾患です．まあ，それを想定して血液ガスを測定したのですが．このように考えて，さらに検査を進めたところ，この患者さんには副腎に腫瘍が見つかりました．切除手術後には血圧も血清カリウムも正常に戻って，薬剤は必要なくなりました．

今回の症例のように，代謝性アルカローシスの比較的まれな原因として，原発性アルドステロン症なんていうのもあります．主な原因をまず考えて，いずれも当てはまらないときには，次にこのようなまれな原因も考慮します．

血液ガス解釈	原因
代謝性アルカローシス	原発性アルドステロン症

竜馬先生の ポイント

- 代謝性アルカローシスの主な原因は嘔吐と利尿薬の2つ．
- 原発性アルドステロン症は代謝性アルカローシスの原因になる．

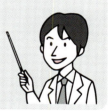

FOLLOW UP
どんなときに血液ガスを測定するのか？

　血液ガスの結果を渡されれば，解釈はできるようになってきたところだと思います．でも，実際に患者さんを診るときには，「いつ血液ガスを測定するのか？」を自分で決めなければなりませんよね．どんなときに血液ガスがあると役に立ちそうですか？

　呼吸では，$PaCO_2$ の異常がありそうなときですよね．酸素化のほうは血液ガスを測らなくても SpO_2 からある程度予測できますが，換気のほうは $PaCO_2$ がなければわかりません．特に，COPD 急性増悪や，薬剤による呼吸中枢抑制，肥満低換気症候群，呼吸筋疲労など，**$PaCO_2$ 上昇を疑うとき**には血液ガスが必要になります．

　酸－塩基平衡では，代謝性アシドーシスがありそうなときには血液ガスを測定します．代謝性アシドーシスがありそうなときって，どんなときでしょう？　わかりやすいのは**呼吸回数が増えているとき**ですね．HCO_3^- 低下を直接反映するような症状や徴候はありませんが，代償のために呼吸が増えるので，重度の代謝性アシドーシスでは糖尿病ケトアシドーシスでのクスマウル呼吸に代表されるように頻呼吸になります．ですから，呼吸器疾患はなさそうなのに頻呼吸がある，なんていうときには迷わず血液ガスです．その他には，エチレングリコールやメタノール，アスピリン，一酸化炭素などの中毒でも酸－塩基平衡異常が起こることがあるので，**原因不明の意識障害**があるときにも血液ガスを測定します．今回の症例では，ある程度原発性アルドステロン症の疑いがあったので血液ガスを測定していましたが，**酸－塩基平衡異常を合併するような疾患**〔例：原発性アルドステロン症，尿細管性アシドーシス（RTA）〕を疑うときには測定します．嘔吐や下痢といった消化管がらみの症状でも酸－塩基平衡異常が起こるのでした（前書 p.104 参照）．嘔吐や下痢があることは血液ガスがなくてもすぐにわかるので，それ自体が血液ガスを測定する理由にはなりませんが，他の疾患（例：糖尿病ケトアシドーシス，腎不全）に合併あるいは併存し

て消化器症状が起こっていると考えるときには血液ガスが役立ちます．

　本書では，血液ガスの主な項目として，pH，$PaCO_2$，PaO_2，HCO_3^-を使った読み方を扱っていますが，その他に測定できるものとしては**乳酸**があります．敗血症をはじめとするショックの治療では乳酸値は有用ですよね．血液ガスでは**ヘモグロビン量**も測定するので，出血があってすぐにヘモグロビンを知りたいときには血算で測るよりも早く結果を知ることができます．**CO-Hb** や **Met-Hb** の濃度がわかるので，一酸化炭素中毒やメトヘモグロビン血症の診断に使えるのは前述の通りです．これ以外にも，イオン化カルシウムを含めた**電解質**や，**血糖**も血液ガスで測定することができます．

　このように血液ガス測定ではさまざまな情報を得ることができるので，重症な患者さんでとりあえずまっ先にする検査として大いに役立ちます．

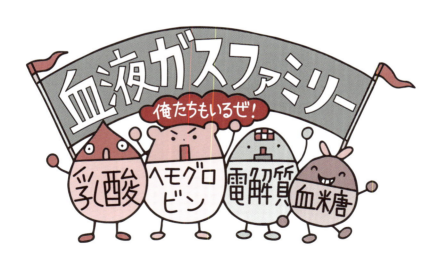

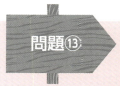

問題⑬ 喘息の既往がある46歳男性，呼吸困難と意識障害にて救急室を受診．意識混濁があるため詳細な病歴聴取は困難だが大酒家であるらしい．受診前日に飲酒したが，その後は気分不良のため飲めないとのこと．
患者は努力呼吸をしており，呼吸回数は40回/分．SpO_2は酸素投与なしで99％．血圧120/70mmHg，心拍数110回/分，体温36.5℃．救急室に来てから何度か嘔吐している．

🩸 pH 6.83, $PaCO_2$ 12mmHg, PaO_2 128mmHg, HCO_3^- 2mEq/L
Na^+ 151mEq/L, K^+ 5mEq/L, Cl^- 110mEq/L, BUN 14mg/dL,
Cr 1.7mg/dL, グルコース 180mg/dL
血清浸透圧 338mOsm/kg
血清エタノール濃度 <10mg/dL
乳酸 26mmol/L（血液ガス測定器にて）
乳酸 4.7mmol/L（生化学と同時に測定）
血液ガスの解釈は？

　この方は喘息の既往があり，主訴が呼吸困難であったため救急室では呼吸器疾患がまず疑われています．しかし，血液ガスと生化学をみるとガラッと印象が変わります．順番にみてみることにしましょう．

血液ガス解釈　呼吸

　血液ガスで，まず呼吸についてみてみることにします．パッとみたところ，$PaCO_2$がエラく低くなっていて，PaO_2が高いのが目につきます．呼吸困難の訴えがありますが，肺が悪いのでしょうか？　というわけで，例によって$A-aDO_2$をみてみましょう．室内気での血液ガスなので

$$P_AO_2 = (760-47) \times 0.21 - \frac{12}{0.8} = 135 mmHg$$

です．PaO_2は128mmHgなので，

$$A-aDO_2 = 135 - 128 = 7\,\text{mmHg}$$

で正常範囲内にあることがわかります．したがって，肺実質や肺血管の重篤な疾患は考えにくくなり，呼吸困難の原因は他にありそうです．

血液ガス解釈　酸-塩基平衡

次に酸-塩基平衡についてみてみます（図31）．

Step 1：pHがかなり下がっていますね．**アシデミア**です．

Step 2：$PaCO_2$もHCO_3^-もかなり低下しています．pHが下がる原因になるのはというと，HCO_3^-低下のほうですよね．**代謝性アシドーシス**です．HCO_3^-は2mEq/Lなので，基準値の24mEq/Lに比べるとかなり下がっています（実のところ，こんなにHCO_3^-が下がるのは中毒か糖尿病ケトアシドーシスくらいなので，それだけでも診断は絞れるのですが，ここは基本通りに進めていきましょう）．

Step 3：代償をみてみます．代謝性アシドーシスを代償するために呼吸ががんばって$PaCO_2$を下げています．予測される代償は，

$$(24-2) \times 1.2 = 26.4\,\text{mmHg}$$

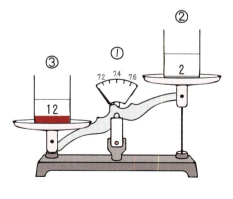

①アシデミア
②代謝性アシドーシス
③予想される代償
　$(24-2) \times 1.2 = 26.4$
　予想される$PaCO_2$の値
　$40 - 26.4 = 13.6$
　適切な代償
④なし

図31 問題⑬の酸-塩基平衡

となり，予測される $PaCO_2$ は

$$40 - 26.4 = 13.6 mmHg$$

です．測定値は 12mmHg なので，**適切に代償されていますね**．

Step 4：代償が適切なので，代謝性アシドーシスのみであることがわかります．$PaCO_2$ は肺胞換気量と反比例します．$PaCO_2$ が 12mmHg ということは基準値の 3〜4 分の 1 なので，この患者さんは普段の 3〜4 倍もの肺胞換気を行ってこの $PaCO_2$ を保っていることになります．このような極度の過換気を行うことは呼吸筋にとっては過度の負荷になるので，長時間にわたって継続することは困難です．長時間持続したり，あるいは高齢者や基礎疾患のある方であれば，呼吸筋の疲労から十分な代償ができずに，代謝性アシドーシス＋呼吸性アシドーシスの様相を呈することもあります．

Step 5：代謝性アシドーシスがあることがわかったので，次にアニオンギャップと補正 HCO_3^- を計算してみます（図 32）．

$$AG = 151 - (110 + 2) = 39 mEq/L$$

と**アニオンギャップはかなり増加**していることがわかります．

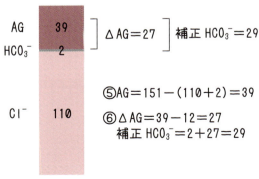

図 32 問題⑬の ΔAG と補正 HCO_3^-

Step 6:

$$\Delta AG = 39 - 12 = 27 \, mEq/L$$

で，補正 HCO_3^- は

$$補正 HCO_3^- = 2 + 27 = 29 \, mEq/L$$

となり，基準値の 24mEq/L を上回りますので，HCO_3^- を高くするような状態，すなわち**代謝性アルカローシス**が同時に存在することがわかります．

以上から，酸−塩基平衡は，アニオンギャップ増加代謝性アシドーシス＋代謝性アルカローシスです．

血液ガス＋病態の解釈

　代謝性アルカローシスのほうの原因は嘔吐で説明できそうですね．ここで，あえて原発性アルドステロン症とか考えないですよね．問題はアニオンギャップ増加代謝性アシドーシスです．かなり重度のアシドーシスになっています．アニオンギャップ増加代謝性アシドーシスというと，乳酸アシドーシス，ケトアシドーシス，腎不全，中毒の4つが主な鑑別です．乳酸をみると，確かに血液ガス測定器で測った乳酸はかなり上昇しています．しかし，検査室で測定した乳酸の値は高いものの，そこまでは上昇していません．これはこれで診断の手がかりになるのですが，とりあえず保留にして，乳酸アシドーシスの可能性はあるかも知れないとしておきましょう（p.89「トリプルギャップとは？」参照）．

　ケトアシドーシスはどうでしょうか？　ケトアシドーシスの原因としては糖尿病ケトアシドーシスが有名ですが，その他にも飢餓やアルコール多飲によっても起こることがあります．この患者さんは大酒家で，お酒飲みにありがちなようにあまり食事は取っていなかったかも知れないので，これらの原因によるケトアシドーシスがあるかも知れません．したがって，ケトンを測定しておいても良さそうです．一般に，飢餓性ケトアシドーシスやアルコール性ケトアシドーシスでは，糖尿病ケトアシ

ドーシスほどはアシドーシスの程度はひどくならないとされています．

尿毒症はどうでしょうか？ Cr は若干上昇していますが，そこまでの腎障害になさそうです．

最後に中毒を考えてみます．アニオンギャップ増加代謝性アシドーシスを起こす中毒はいくつかありますが，この患者さんが大酒家であることを考えると，そのなかでもメタノールとエチレングリコールは考慮したほうが良さそうです．患者さんが「不凍液を飲んだ」なんて教えてくれればそれで診断がつくのですが，**メタノール中毒**や**エチレングリコール中毒**では意識障害が起こるため，今回のように患者さんからの情報が得られないことも少なくありません．メタノールでは散瞳や乳頭浮腫を起こすことがあるので，眼の診察が手がかりになります．エチレングリコールは腎障害を起こして，尿中にシュウ酸エステル結晶が見えることがあります．有名なテレビドラマ『ER』のあるエピソードでは，グリーン医師が Wood ランプでおしっこを照らして，シュウ酸エステル結晶を見つけることでエチレングリコール中毒を診断していましたが，実際のところはこの方法はあまり感度・特異度ともに高くないとされています．ドラマのなかでも ER がかなり大忙しのときに緊急手段として使っていました．メタノールやエチレングリコールによる中毒では特異的治療を行わなければなりませんので，早く診断をつけたいところですね．こんなときに役立つ浸透圧ギャップについて次に説明します．

浸透圧ギャップとは？

メタノール・エチレングリコール中毒の診断に役立つのが**浸透圧ギャップ**です．アニオンギャップに続いてここでも「ギャップ」の登場です．**浸透圧ギャップとは，測定した浸透圧と計算で得られる浸透圧との差**のことです．通常では，血清浸透圧はナトリウム塩（NaCl, NaHCO$_3$），グルコース，BUN で構成されるので，この3つをもとに計算した値と，実際に測定した値はほとんど同じです．しかし，計算した値よりも実際に測定した値が著しく高く，両者の差が大きくなるときには，通常の浸透圧物質以外の他の浸透圧物質があることを意味します

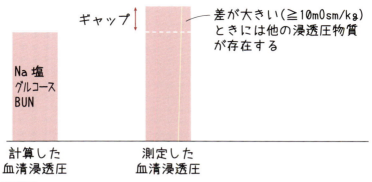

図33 浸透圧ギャップとは？

表5 アルコール類中毒での浸透圧ギャップとアニオンギャップ

	浸透圧ギャップ	アニオンギャップ
メタノール エチレングリコール	↑	↑
エタノール イソプロピルアルコール		→

↑：上昇　→：変化なし

（図33）．ここで登場した**メタノール**や**エチレングリコール**は，血清浸透圧を上昇させる典型的な物質です．その他に，私たちが「アルコール」として飲む**エタノール**や，手指消毒のアルコールとして使われる**イソプロピルアルコール**も浸透圧を上昇させますが，こちらはアニオンギャップ増加代謝性アシドーシスを起こしません（表5）．

それでは，浸透圧ギャップを計算してみましょう．血清浸透圧を計算する式は，

$$血清浸透圧 = 2 \times [ナトリウム] + \frac{[グルコース]}{18} + \frac{[BUN]}{2.8}$$

です．血清エタノール濃度が上昇している（患者さんがエタノールも同時に飲んでいる）場合には，

血清浸透圧
$$= 2\times[\text{ナトリウム}] + \frac{[\text{グルコース}]}{18} + \frac{[\text{BUN}]}{2.8} + \frac{[\text{エタノール}]}{3.7}$$

で計算します．今回の場合，エタノールは検出されていないので，

$$\text{血清浸透圧} = 2\times 151 + \frac{180}{18} + \frac{14}{2.8} = 317\,\text{mOsm/kg}$$

となり，一方，実際に測定した血清浸透圧は 338mOsm/kg です．これら 2 つの差である浸透圧ギャップは，

$$\text{浸透圧ギャップ} = 338 - 317 = 21\,\text{mOsm/kg}$$

となります．**浸透圧ギャップの基準値は 10mOsm/kg 未満**なので，浸透圧を上昇させるような物質が存在することがわかります．アニオンギャップ増加代謝性アシドーシス＋浸透圧ギャップ上昇から，メタノールまたはエチレングリコール中毒が強く疑われる状況です．

アニオンギャップ増加代謝性アシドーシス
＋
浸透圧ギャップ≧10mOsm/kg
↓
メタノール・エチレングリコール中毒を考える

血液ガス＋病態の解釈　続き

症状と血液ガス，浸透圧ギャップの結果から，メタノールまたはエチレングリコール中毒の可能性が疑われます．確定するには血中メタノール濃度やエチレングリコール濃度を測定しますが，検査結果がすぐに出ないことも少なくないため，疑いが強ければすぐに治療を始めます．治療はアルコールデヒドロゲナーゼ阻害薬（ホメピゾール）と透析です．もちろん，急性期の ABC（A：気道，B：呼吸，C：循環）は忘れないようにします．今回の症例では，治療を開始後にエチレングリコール濃度が高値（52mg/kL でした）で戻ってきて診断確定となりました．

血液ガス解釈	原因
アニオンギャップ増加 　代謝性アシドーシス	エチレングリコール中毒
代謝性アルカローシス	嘔吐

　今回の症例では，メタノールやエチレングリコールといった「toxic alcohol」での血液ガスの見方を扱いました．この患者さんのように，重度の代謝性アシドーシスがある場合，代償するのに必要な換気量が増加して呼吸困難をきたすことがあるのは覚えておいてください．**呼吸困難があっても呼吸器疾患とは限らない**のです．

竜馬先生のポイント

- メタノール・エチレングリコール中毒はアニオンギャップ増加代謝性アシドーシスの原因になる．
- メタノール・エチレングリコール中毒の診断には浸透圧ギャップも役立つ．
- 重度の代謝性アシドーシスが呼吸困難の原因になることがある．

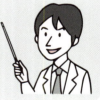

FOLLOW UP
トリプルギャップとは？

　本文で保留にした乳酸について追加します．ショック以外に，一酸化炭素中毒や痙攣発作で乳酸値が上昇することはお話ししましたが，メタノールまたはエチレングリコール中毒でもこのように乳酸も上昇することがありますので，**乳酸上昇があるからといって中毒を除外してはいけません**．また，乳酸の測定値も診断の手がかりになっていたんです．今回の症例では，血液ガス測定器で測った乳酸が異常高値を示していました．これは，エチレングリコールの代謝産物のグリコール酸（glycolate）と乳酸の構造が似通っていて，測定器械によっては区別できないために起こる偽性高乳酸血症です．このように，測定方法によって乳酸値に大きな差がある場合（**乳酸ギャップ**）にはエチレングリコール中毒を考慮します．エチレングリコール中毒はこのように，

　　アニオンギャップ＋浸透圧ギャップ＋乳酸ギャップ

の3つの「ギャップ」を起こすものとして知られています．

　　トリプルギャップ→エチレングリコール中毒

です．

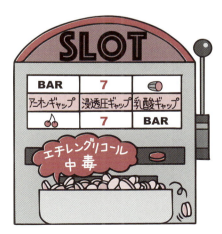

次はこんな患者さんです．今回は Rapid Response Team の一員になったつもりで診てみましょう．

問題⑭

50歳男性，腸閉塞のため2日前に癒着剥離術と小腸部分切除を受けた．
血圧 92/58mmHg，心拍数 110回/分，呼吸回数 24回/分，SpO_2 93%，体温 38.1℃
呼びかけには応答するが受け答えがはっきりしないため，担当看護師が Rapid Response を要請した．

急いでベッドサイドに駆けつけました．どう考えますか？ 意識状態が悪くなっているのに加えて，呼吸回数が上昇しているので，担当看護師さんが Rapid Response を呼びました．すばやい対応ですばらしいですね．

qSOFA をご存じでしょうか？ 敗血症を疑うときに，特別な検査を使わずにすばやく評価する方法です．

qSOFA
- 意識障害（GCS 15未満）
- 呼吸回数≧22回/分
- 収縮期血圧≦100mmHg

3項目のうち2つ以上を満たせば，「敗血症の疑いが高い」と考えて適切な検査・治療を開始します．今回の患者さんは，意識障害と呼吸回数上昇があるので，満たしますね．なので，敗血症の疑いを持ちつつ血液ガスを含めた検査をしたところ，次のような結果でした．

📌 pH 7.41, PaCO₂ 30mmHg, PaO₂ 85mmHg, HCO₃⁻ 19mEq/L
（室内気）
乳酸 8mmol/L
Na⁺ 132mEq/L, K⁺ 3.8mEq/L, Cl⁻ 99mEq/L,
グルコース 134mg/dL, BUN 16mg/dL, Cr 1.1mg/dL,
アルブミン 2.4g/dL
どのように解釈するか？

血液ガス解釈　呼吸

　まずは呼吸です．「呼吸回数が上昇してるから，$PaCO_2$ は下がってるはず」という視点でみると，やはり $PaCO_2$ は低下しています．ここで $PaCO_2$ が下がっていなくて，むしろ上昇していたりしたら，呼吸筋疲労なんていうのも考えるのでしたね．術後の患者さんで鎮痛薬を使っていたりすると，呼吸中枢の抑制から $PaCO_2$ が上昇することもあるので，やはり $PaCO_2$ を確認するのは大事です．

　酸素化についてもみてみましょう．PaO_2 85mmHg なので，そんなに悪くないようにもみえますが，確認してみましょう．室内気での血液ガスなので，

$$P_AO_2 = 150 - \frac{28}{0.8} = 115\text{mmHg}$$
$$A\text{-}aDO_2 = 115 - 85 = 30\text{mmHg}$$

となります．この患者さんは 50 歳なので，

　　　　$A\text{-}aDO_2$ の基準値 ≦ 年齢 × 0.3

と考えて，15mmHg まで OK なのですが，ちょっと高いですね．なので，「肺が悪い」こともわかります．

血液ガス解釈　酸-塩基平衡

では，続いて酸-塩基平衡をみてみましょう．

Step 1：pH はほとんど正常ですね．でも，$PaCO_2$ と HCO_3^- はともに基準値からだいぶ離れているので，この血液ガスが正常でないことはわかります．このような場合にはどう解釈すればよいでしょうか？

まず一つには，pH が基準値の 7.4 よりも高くなっていると無理やり考えて，アルカレミアとする方法があります．もう一つは，アニオンギャップが増加（後述）していることから代謝性アシドーシスが存在する，として考える方法です．

まずは一つ目の方法で，アルカレミアとして考えてみます（図 34）．

Step 2：$PaCO_2$ も HCO_3^- も低くなっていますが，pH 上昇を起こすのは $PaCO_2$ 低下の方です．なので，呼吸性アルカローシスがあることがわかります．

Step 3：呼吸性アルカローシスでの代償を考えます．病歴から，急性の経過と考えて良さそうですね．$PaCO_2$ が 10mmHg 上昇するごとに，HCO_3^- は 2mEq/L 下がるはずなので，

$$(40-30) \times \frac{2}{10} = 2mEq/L$$

だけ下がって，HCO_3^- は

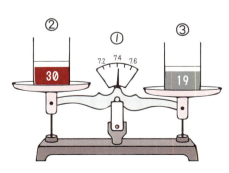

①アルカレミア
②呼吸性アルカローシス
③予想される代償
$(40-30) \times \frac{2}{10} = 2$
予想される HCO_3^- の値
$24-2=22$
不適切な代償
④急性呼吸性アルカローシス＋代謝性アシドーシス

図34 問題⑭の酸-塩基平衡

$$HCO_3^- = 24 - 2 = 22\,mEq/L$$

くらいになることが予測されます．でも，血液ガスの測定値では HCO_3^- は 19mmHg になっているので，**不適切な代償**ですね．

　Step 4：HCO_3^- が予測よりも下がっているとなると，何を考えますか？ HCO_3^- を下げるのですから，代謝性アシドーシスですよね．今回の血液ガスは，呼吸性アルカローシスだけではなく，**急性呼吸性アルカローシス＋代謝性アシドーシス**になっていることを示しています．

　Step 5：代謝性アシドーシスといえば，アニオンギャップです．この場合は，

$$AG = 132 - (99 + 19) = 14\,mEq/L$$

となっています．アニオンギャップの基準値は 12mEq/L なので，そんなに増加してないですよね？ アニオンギャップ正常代謝性アシドーシスとして考えて良いですか？ アルブミン！！ スルドイところを突いてきますね．そうです．アルブミンが低いとアニオンギャップは低く出てしまいますので，補正をするのでした．アルブミンは 4g/dL を基準値として，1g/dL 下がるごとにアニオンギャップは 2.5mEq/L 下がると考えます．なので，補正アニオンギャップは，

$$補正\,AG = 測定\,AG + 2.5 \times (4 - アルブミン)$$

となります．今回の血清アルブミン値は 2.4g/dL なので，

$$補正\,AG = 14 + 2.5 \times (4 - 2.4) = 18\,mEq/L$$

となり，アニオンギャップ増加代謝性アシドーシスになります．

　Step 6：アニオンギャップ増加代謝性アシドーシス以外の代謝性酸－塩基平衡異常がないか，補正 HCO_3^- もみておきましょう（図35）．Δ AG と補正 HCO_3^- です．**アルブミンで AG を補正したときには，補正 HCO_3^- の計算にも補正 AG を使います．**

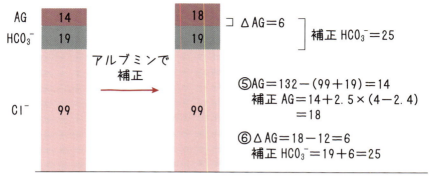

図35 問題⑭の ΔAG と補正 HCO_3^-

$$\Delta AG = 補正 AG - 12$$
$$= 18 - 12 = 6 mEq/L$$

なので,

$$補正 HCO_3^- = 19 + 6 = 25 mEq/L$$

となり,基準値の 24 mg/dL に近いので,他の酸-塩基平衡異常は考えなくて良さそうですね.

ということで,酸-塩基平衡の解釈としては,**急性呼吸性アルカローシス＋アニオンギャップ増加代謝性アシドーシス**となります.

次に,「アニオンギャップが増加しているので,代謝性アシドーシスが存在する」というところからスタートして解釈した場合を考えてみましょう.

Step 2: **アニオンギャップ増加代謝性アシドーシス**があります.

Step 3: HCO_3^- は基準値の 24mEq/L から 19mEq/L へ下がっているので,$PaCO_2$ は

$$(24 - 19) \times 1.2 = 6 mmHg$$

くらい低下して,

　　　　　　40－6＝34mmHg

くらいになると予測されます．

　Step 4：PaCO$_2$ の測定値は 30mmHg で予測よりも低いので，代謝性アシドーシスの代償だけではなく，PaCO$_2$ を下げるような原因，すなわち呼吸性アルカローシスもあることがわかります．経過からは急性です．

　Step 5 と **Step 6** は先ほどと同じなので省略します．

　ということで，酸－塩基平衡の解釈は，アニオンギャップ増加代謝性アシドーシス＋急性呼吸性アルカローシスになります．このように，複数の酸－塩基平衡異常が存在する場合には，どちらから解釈しても同じ結論にたどりつきます．

血液ガス＋病態の解釈

　今回も治療に活かすために血液ガスと病態を合わせて解釈します．呼吸に関しては，肺が悪いことはわかりますが，血液ガスでわかるのはここまでなので，あとは「術後無気肺を起こしたんだろうか？」「腸閉塞なので，術前に嘔吐して誤嚥したんだろうか？」「敗血症で肺傷害を起こしているんだろうか？」「肺塞栓はないだろうか？」などと考えて，原因を検索します．今回の症例だと，診察をしたあとまずは胸部 X 線から始めるのではないでしょうか．

　酸－塩基平衡では呼吸性アルカローシス＋アニオンギャップ増加代謝性アシドーシスとなりましたが，このパターンってみたことないですか？　アスピリン中毒に特徴的なんでしたね（前書 p.109，症例⑥を参照）．実は，敗血症でもこのパターンを取ることがよくあるんです．敗血症かどうか評価する qSOFA に呼吸回数上昇が入っていることからわかるように，敗血症では呼吸性アルカローシスになることがあります．qSOFA の前に使われていた SIRS (systemic inframmatory response syndrome) にも「呼吸回数＞20回/分または PaCO$_2$＜32mmHg」という項目があったように，やはり呼吸性アルカローシスは敗血症の重要

な徴候であることがわかります．というわけで，敗血症疑いの患者さんを診るときには呼吸回数上昇を見逃さないように気をつけ，血液ガスで$PaCO_2$低下があるときには敗血症も考慮に入れます．敗血症でのアニオンギャップ増加代謝性アシドーシスの原因は乳酸アシドーシスです．今回の症例でも乳酸が上昇していますね．今回の血液ガスは敗血症に合致した結果になっているので，輸液を投与したり，適切な抗菌薬を開始したりという治療を行います．

血液ガス解釈	原因
肺が悪い	無気肺，誤嚥，肺傷害など
呼吸性アルカローシス	敗血症
アニオンギャップ増加代謝性アシドーシス	乳酸アシドーシス（敗血症）

竜馬先生のポイント

- 敗血症では呼吸回数の評価も重要．
- 敗血症では，呼吸性アルカローシス＋アニオンギャップ増加代謝性アシドーシスになることがある．

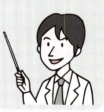

◆ 問題 ⑮

先ほどの敗血症の患者さんの続きです．

> **問題⑮**
>
> 血圧がさらに低下したため，輸液とノルアドレナリンが開始されている．一晩で生理食塩水が合計8L投与された．
> 血圧 98/58mmHg，心拍数 96回/分，呼吸回数 24回/分，SpO$_2$ 95（酸素2L/分），体温 38.4℃
> 血液ガスと生化学を測定したところ以下の結果となった．
> 📌 pH 7.34, PaCO$_2$ 30mmHg, PaO$_2$ 84mmHg, HCO$_3^-$ 16mEq/L（酸素2L/分）
> 乳酸 4mmol/L
> Na$^+$ 135mEq/L, K$^+$ 4.1mEq/L, Cl$^-$ 109mEq/L, BUN 20mg/dL, グルコース 150mg/dL, Cr 1.5mg/dL, アルブミン 2g/dL
> 血液ガスの解釈は？

敗血症性ショックになってしまったようで，大量輸液と昇圧薬が投与されていますが，血圧は保たれていて，乳酸も下がってきていますね．まだ重症ではありますが，少し落ち着いてきたというところでしょうか．では，血液ガスをみてみましょう．

血液ガス解釈　呼吸

酸素が投与されているので，A-aDO$_2$ が評価できないのはすでに述べた通りですが，PaCO$_2$ が低下していて酸素が必要という時点で，肺が悪いことはわかります．低流量酸素だと正確には F$_I$O$_2$ がわからないので，P/F 比も計算できません．

換気のほうでは，相変わらず呼吸回数が多くて PaCO$_2$ が低いですね．呼吸回数が多いということは，それだけ呼吸筋に普段より多くの負荷がかかっていることを意味するので，呼吸筋が疲れてしまわないか注意して観察する必要があります．

血液ガス解釈　酸－塩基平衡

　全体的には落ち着いてきているかと思ったんですが，HCO_3^- と pH は先ほどみたもの（p.91）より低くなっていますね．敗血症による乳酸アシドーシスが改善していないのでしょうか？　それにしては乳酸値は下がってきていますね．他の原因があるのでしょうか？　いつも通り血液ガスを解釈しながら原因を考えてみることにしましょう（図36）．

Step 1：$PaCO_2$ は先ほどと変わらないのですが，HCO_3^- が低下して pH が下がっています．**アシデミア**です．
Step 2：$PaCO_2$ も HCO_3^- も低値なので，pH が低い原因は HCO_3^- のほうですね．**代謝性アシドーシス**です．
Step 3：HCO_3^- が 24－16＝8mEq/L 下がっているので，$PaCO_2$ は

　　8×1.2＝9.6mmHg

くらい低下して，

　　40－9.6＝30.4mmHg

くらいになると予測されます．測定値は 30mmHg なのでだいたい良いですね．**適切に代償されている**と言えます．

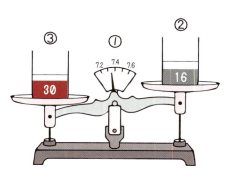

①アシデミア
②代謝性アシドーシス
③予想される代償
　(24－16)×1.2＝9.6
　予想されるPaCO₂の値
　40－9.6＝30.4
　適切な代償
④なし

図36 問題⑮の酸－塩基平衡

◆ 問題 ⑮

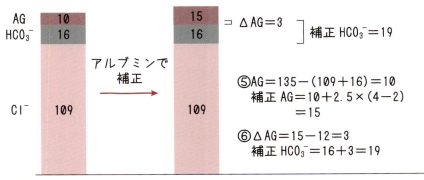

図37 問題⑮のΔAGと補正HCO_3^-

Step 4：代償が適切なので，呼吸性の酸-塩基平衡異常の合併は考えなくても良さそうです．

Step 5：代謝性アシドーシスがあるので，アニオンギャップと補正HCO_3^-を計算してみます（図37）．

$$AG = 135 - (109 + 16) = 10\,mEq/L$$

です．アルブミンは2mg/dLに低下しているので，アニオンギャップを補正すると

$$補正\,AG = 10 + 2.5 \times (4 - 2) = 15\,mEq/L$$

になります．

Step 6：この補正AGを使うと

$$\Delta AG = 15 - 12 = 3\,mEq/L$$

で，補正HCO_3^-は

$$補正\,HCO_3^- = 16 + 3 = 19\,mEq/L$$

となります．

今回のアニオンギャップ増加代謝性アシドーシスの原因は乳酸アシドーシスと考えられます．乳酸アシドーシスでは，

$$\Delta AG : HCO_3^- 減少分 = 1 : 1$$

ではなく，

$$\Delta AG : HCO_3^- 減少分 = 1 : 0.6$$

になる，という考え方があるのでしたね（前書 p.131 参照）．そちらを使って補正 HCO_3^- を計算すると，

$$補正 HCO_3^- = 16 + 3 \times 0.6 = 17.8 mEq/L$$

となり，やはり HCO_3^- は正常になりません．

　補正 HCO_3^- というのは，**アニオンギャップ増加代謝性アシドーシスが一瞬にして治っちゃったときの HCO_3^- の値**なんでしたよね？　だとしたら，これが正常でなければ，アニオンギャップ増加代謝性アシドーシス以外の他の代謝性酸−塩基平衡異常があることになります．今回は，HCO_3^- がまだ低いので HCO_3^- を下げるような原因すなわち代謝性アシドーシスがもう一つ存在することになります．
　以上から，酸−塩基平衡の解釈は，**アニオンギャップ増加代謝性アシドーシス＋アニオンギャップ正常代謝性アシドーシス**になります．

血液ガス＋病態の解釈

　治療にもかかわらず HCO_3^- が低下して pH が低くなった原因は何でしょうか？　血行動態はそこそこ安定しているようですし，乳酸も下がってきているので，敗血症性ショックによる乳酸アシドーシスが悪化しているわけではなさそうです．計算してみると，補正アニオンギャップが先ほどの 18mEq/L から 15mEq/L に下がっているのも乳酸アシドーシスの悪化には合致しません．
　今回の血液ガスでは，アニオンギャップ増加代謝性アシドーシスに加

表6 AG正常代謝性アシドーシスの原因

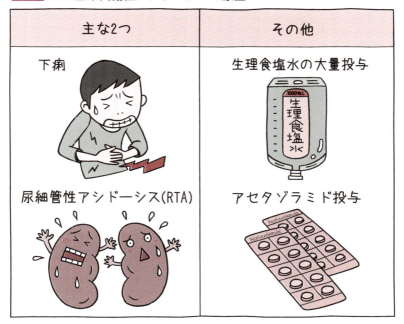

えてアニオンギャップ正常代謝性アシドーシスも出現しています．なぜだと思いますか？　アニオンギャップ正常代謝性アシドーシスといえば……，はい，その通り．下痢と尿細管性アシドーシス（RTA）の2つが主な原因でしたね．今回の患者さんは下痢していませんし，一晩で急にRTAになるというのも病歴に合わないですね．なので，他の原因を考えてみることにします．すると，アニオンギャップ正常代謝性アシドーシスの原因には**生理食塩水の大量投与**なんていうのがあります（**表6**）．生理食塩水にはNa^+とCl^-しか含まれていなくて，HCO_3^-は入っていないので，今回のようにショックの治療などで大量に生理食塩水を投与すると，Cl^-が上がってHCO_3^-が下がっちゃうことがあるんです．アニオンギャップは変化しませんので，アニオンギャップ正常代謝性アシドーシスです．

というわけで，今回は乳酸アシドーシスが悪化したわけではなく．生理食塩水の大量投与によってアニオンギャップ正常代謝性アシドーシスが新たに出現したために，HCO_3^- が下がったんですね．治療はどうしましょう？ 腎機能が保たれていれば自然に改善するので，放っておいてかまいません．腎不全を合併していたり，呼吸に余力がなくて代償するのが難しい場合には，$NaHCO_3$ を投与することもあります．大量輸液に生理食塩水ではなくリンゲル液を使うことでも防げます．

血液ガス解釈	原因
肺が悪い	無気肺，誤嚥，肺傷害など
アニオンギャップ増加 代謝性アシドーシス	乳酸アシドーシス（敗血症）
アニオンギャップ正常 代謝性アシドーシス	生理食塩水の大量投与

竜馬先生の ポイント

- 生理食塩水の大量投与はアニオンギャップ正常代謝性アシドーシスの原因になる

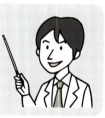

FOLLOW UP
代謝性アシドーシスの代償式

この講義では代謝性アシドーシスの代償を予測するのに，

HCO_3^- が 1mEq/L 下がるごとに，
$PaCO_2$ は 1.2mmHg 下がる

というのを使っています．例えば，代謝性アシドーシスで HCO_3^- が基準値の 24mEq/L より 10mEq/L だけ下がって 14mEq/L になっていれば，$PaCO_2$ は 12mmHg 下がって 28mmHg になるといったところです．

教科書によっては，代謝性アシドーシスでの $PaCO_2$ の代償を予測する式として，

$$PaCO_2 = 1.5 \times HCO_3^- + 8$$

という式（**Winters の式**といいます）を使っているものもあって，「あれっ？　違うんだけど」と思った方もいらっしゃるかも知れません．どちらを使うのがいいんでしょうか？　個人的には「どっちでもいい」と思ってます．えっ，いい加減すぎ？　うーん，困りました．では，いい加減なのが許せない方のために，この 2 つがどれくらい違うのか比べてみましょう．

前者の方を式にすると，

$$PaCO_2 = 40 - 1.2 \times (24 - HCO_3^-)$$
$$= 1.2 \times HCO_3^- + 11.2 \cdots\cdots\cdots ①$$

となります．後者は Winters の式そのままで

$$PaCO_2 = 1.5 \times HCO_3^- + 8 \cdots\cdots\cdots ②$$

です．

HCO_3^- を横軸に，$PaCO_2$ を縦軸にしてグラフにすると**図 38a** のようになります．HCO_3^- が 10mEq/L あたりでちょうど一緒になります．代償って，±2 くらいは OK って考えるんでしたね．なので，このグラフの上下

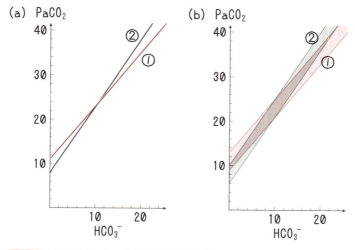

図 38 代謝性アシドーシスの代償式比較

±2mEq/L をグラフにしたのが図 38b です．代謝性アシドーシスでよく使う HCO_3^- 5～20mEq/L くらいのところって，かなり重なっていますよね．というわけで，まあ，どっちでも使いやすいほうがいいんじゃないの？というのがここのお話です．

　代謝性アルカローシスだと，HCO_3^- が 1mEq/L 上がるごとに $PaCO_2$ は 0.7mmHg 上がるので，その対比で覚えるんであれば，「HCO_3^- が 1mEq/L 下がるごとに，$PaCO_2$ は 1.2mmHg 下がる」のほうが覚えやすくないですか？　なので，私はこっちのほうを使っています．

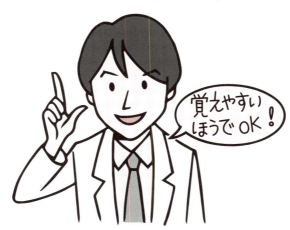

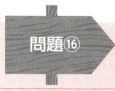

1型糖尿病の既往のある 18 歳女性．3 日前にインスリンを自己中断．本日より全身倦怠感，悪心・嘔吐が出現したために救急室を受診．

来院時，血圧 96/52mmHg，心拍数 120回/分，呼吸回数 32回/分，体温 35.8℃，SpO₂ 99%（室内気）

pH 7.03，PaCO₂ 15mmHg，PaO₂ 123mmHg，HCO₃⁻ 4mEq/L
Na⁺ 132mEq/L，K⁺ 5.8mEq/L，Cl⁻ 90mEq/L，
グルコース 600mg/dL，BUN 28mg/dL，Cr 1.2mg/dL

血液ガス解釈は？

血液ガス解釈　酸-塩基平衡

　1型糖尿病のある患者さんがインスリンを自己中断したということなので，糖尿病ケトアシドーシス（DKA）の香りが漂ってきます．ちなみに，DKA患者に特有の甘い口臭はアセトンの臭いです．ケトアシドーシスと言えば，アニオンギャップ増加代謝性アシドーシスを起こすのでしたね．そのようになっているか，順番に確認してみましょう（図 39）．

　Step 1：**アシデミア**になっています．pH はかなり低いですね．

　Step 2：PaCO₂ と HCO₃⁻ は両方とも低下しています．pH を低くするのは HCO₃⁻ のほうですね．なので，**代謝性アシドーシス**があることがわかります．

　Step 3：代謝性アシドーシスを代償するために，呼吸を増やしてPaCO₂ が低下します．HCO₃⁻ から予測される代償は，

$$(24-4) \times 1.2 = 24\text{mmHg}$$

なので，PaCO₂ は

$$40 - 24 = 16\text{mmHg}$$

くらいまで下がると予測されます．この症例では，PaCO₂ は 15mmHg

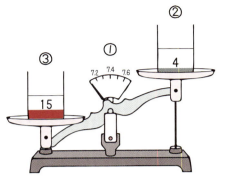

図39 問題⑯の酸-塩基平衡

なのでほぼ予測通りですね．

Step 4：代償が予測通りなので，呼吸性の酸-塩基平衡異常の合併は考えなくても良さそうです．

Step 5：代謝性アシドーシスといえばアニオンギャップですね（図40）．

$$AG = 132 - (90 + 4) = 38 \text{mEq/L}$$

で，アニオンギャップはかなり増加しています．**アニオンギャップ増加代謝性アシドーシス**なので，DKAパターンに合致しています．

ステップ6：DKA以外の代謝性酸-塩基平衡異常がないか，補正HCO_3^-も調べてみます．

$$\Delta AG = 38 - 12 = 26 \text{mEq/L}$$

なので，

$$補正 HCO_3^- = 4 + 26 = 30 \text{mEq/L}$$

となり，HCO_3^-の基準値24mEq/Lを大きく上回っています．このことから，アニオンギャップ増加代謝性アシドーシスだけではなく，**代謝性アルカローシス**があることがわかります．

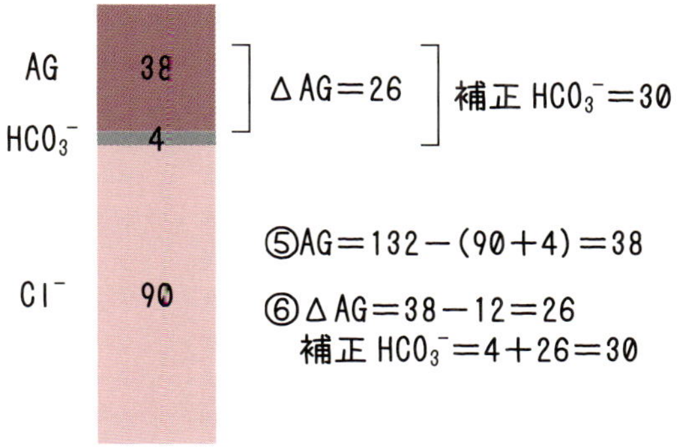

```
AG    38  ┐
          ├ ΔAG=26  ┐ 補正 HCO₃⁻=30
HCO₃⁻  4  ┘

          ⑤ AG=132−(90+4)=38
Cl⁻   90  ⑥ ΔAG=38−12=26
             補正 HCO₃⁻=4+26=30
```

図40 問題⑯のΔAGと補正 HCO_3^-

　代謝性アルカローシスの原因といえば何でしたか？ 主な原因は，嘔吐（またはNGチューブによる胃液吸引）と利尿薬（ループ，チアジド）の2つでしたね．今回は，DKAに伴って嘔吐があったということなので，これが原因と考えて良さそうです．

血液ガス解釈　呼吸

　呼吸のほうもみておきましょう．呼吸回数が増えて $PaCO_2$ がかなり下がっているので，「呼吸器疾患もあるんじゃないか？」と考えるかも知れませんが，これはDKAによる代謝性アシドーシスを代償するためです．エチレングリコール中毒でも同じパターンでしたね．重症のDKA患者では速くて深い呼吸がみられるのが典型的で，これをクスマウル（Kussmaul）呼吸と呼びます．肺胞の酸素分圧 P_AO_2 を計算すると，

$$P_AO_2 = (760-47) \times 0.21 - \frac{15}{0.8} \fallingdotseq 131 \text{mmHg}$$

となります．

$$A\text{-}aDO_2 = 131 - 123 = 8 \text{mmHg}$$

なので，肺には明らかな問題はなさそうです．

血液ガス＋病態の解釈

　糖尿病患者に起こった高血糖とアニオンギャップ増加代謝性アシドーシスなので，糖尿病ケトアシドーシス（DKA）と考えて良さそうですね．血清 β-ヒドロキシ酪酸を測定して，上昇していれば診断となります．ところで，ケトアシドーシスではなぜアニオンギャップが増加するのでしょうか？　ケトアシドーシスではその名の通りケトン体が血液中にたまるのですが，このケトン体には β-ヒドロキシ酪酸（β-hydroxybutyrate），アセト酢酸（acetoacetate），アセトン（acetone）の3つがあります．このうち，ケトアシドーシスの原因になるのは，酸性の β-ヒドロキシ酪酸とアセト酢酸です．アセトンは中性なのでアシドーシスを起こしません．β-ヒドロキシ酪酸とアセト酢酸は，水素イオン（H^+）と陰イオンでできています（図41）．H^+ のほうは

$$H^+ + HCO_3^- \rightleftarrows H_2O + CO_2$$

の反応を起こして HCO_3^- を減らし，陰イオンのほうはもろもろの陰イオンとしてアニオンギャップを増やすので，HCO_3^- が減った分だけアニオンギャップが増えることになるのです．

　代謝性アルカローシスのほうはというと，DKAに合併した嘔吐が原

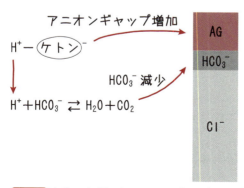

図41 ケトアシドーシスでアニオンギャップ増加代謝性アシドーシスになるしくみ

因と考えて良さそうですね．DKA の診断がつけば，早速治療です．輸液で循環血液量減少と脱水を補って，インスリン静注でケトン産生を抑え，電解質（特にカリウム）の補充をします．

血液ガス解釈	原因
アニオンギャップ増加 　代謝性アシドーシス	糖尿病ケトアシドーシス
代謝性アルカローシス	嘔吐

竜馬先生の ポイント

- 糖尿病ケトアシドーシスではアニオンギャップ増加代謝性アシドーシスが起こる．

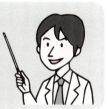

FOLLOW UP

補正 HCO_3^- をカンタンに

　補正 HCO_3^- の計算をしながら，「なんだか回りくどいな．手っ取り早くできないのかな？」と思った方もいらっしゃるのではないでしょうか？補正 HCO_3^- は，「アニオンギャップ増加代謝性アシドーシスが治ったとしたときの HCO_3^-」なのでした．ということは，要するに「アニオンギャップを基準値の 12mEq/L にしてみたら HCO_3^- はいくらになるか？」を示したものになります（図42）．と考えると，簡単には，

$$補正 HCO_3^- = Na^+ - (Cl^- + 12)$$

と計算できることになります．今回の症例であれば，

$$補正 HCO_3^- = 132 - (90 + 12)$$
$$= 30mEq/L$$

です．先ほどの計算と同じ結果になってますね．

　では，低アルブミン血症があって，アニオンギャップをアルブミン値で補正した場合はどうでしょうか？　補正した分だけ $Cl^- + HCO_3^- + AG$ の合計は増えますが，アニオンギャップを 12mEq/L にするのは同じなので，

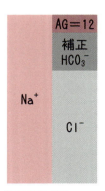

$$補正 HCO_3^- = Na^+ - (Cl^- + 12)$$

図42 補正 HCO_3^- とは？

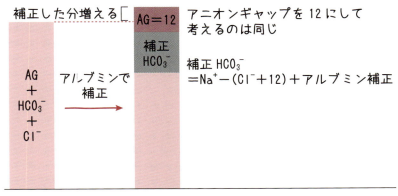

図43 低アルブミン血症での補正 HCO_3^-

$$補正 HCO_3^- = Na^+ - (Cl^- + 12) + アルブミン補正$$

となって，その分だけ補正 HCO_3^- が増えることになります（図43）．問題⑭（p.91）でみると，

$$\begin{aligned}補正 HCO_3^- &= 132 - (99 + 12) + アルブミン補正 \\ &= 21 + 2.5 \times (4 - 2.4) \\ &= 25 mEq/L\end{aligned}$$

となって，やはり同じ結果（p.94）です．

　もちろんひとつひとつ順番に計算してもらってもいいのですが，手っ取り早くこんなふうにもできますよ，というお話です．

糖尿病ケトアシドーシスの患者さんの続きです．

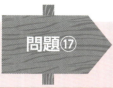
糖尿病ケトアシドーシスに対して，輸液，インスリン静注，電解質補正で治療を行った．倦怠感，悪心・嘔吐は軽減し，本人は空腹を訴えている．治療開始から10時間後の検査結果は以下である．
📌静脈血液ガス：pH 7.33，$PvCO_2$ 32mmHg，PvO_2 40mmHg，HCO_3^- 17mEq/L
Na^+ 140mEq/L，K^+ 3.8mEq/L，Cl^- 111mEq/L，
グルコース 160mg/dL，BUN 16mg/dL，Cr 0.7mg/dL
血液ガス解釈は？

　治療が進んで患者さんの症状は良くなってきているようです．それを裏づける検査結果になっているか確認してみましょう．

　今回は動脈ではなくて静脈血で血液ガスをみていますね．糖尿病ケトアシドーシスで必要なのは HCO_3^- や pH の値なのですが，これらは静脈でも動脈でもほぼ同じ（厳密には HCO_3^- は静脈のほうが 1mEq/L ほど高く，pH は静脈のほうが 0.03 ほど低い）なので，毎回動脈から採血しなくても静脈でいいです．動脈血を穿刺するのはかなり痛い手技なので，やらなくて済むのなら静脈のほうが良いですよね．**PCO_2 や PO_2 は動脈血と静脈血であまり相関しないので**，ここでは呼吸の方は評価せずに，代謝性の酸−塩基平衡のみをみることにします．

血液ガス解釈　酸−塩基平衡

　糖尿病ケトアシドーシスでは，ケトン体の陰イオンによってアニオンギャップが増加するのでした．なので，アニオンギャップが減少して HCO_3^- が上昇すればそれだけケトン体が減っている，すなわち治療が進んでいるといって良さそうです．糖尿病ケトアシドーシスの治療では，

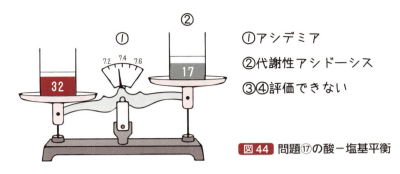

図44 問題⑰の酸-塩基平衡

このように**アニオンギャップを使って間接的にケトン体をみている**わけです．アニオンギャップが正常化すれば治療は一区切りとなります．

では，さっそく血液ガスをみてみましょう（図44）．
Step 1：pHが低いので**アシデミア**です．
Step 2：HCO$_3^-$ がまだ低いですよね．**代謝性アシドーシス**です．
Step 3・4：今回は動脈血液ガスがなくて呼吸性代償は評価できないので，この部分はスキップします．

Step 5：pHもHCO$_3^-$も低くて，「まだ治療がうまく行ってないんじゃないの？」という気もします．アニオンギャップはどうでしょうか？

$$AG = 140 - (111 + 17) = 12\,mEq/L$$

になっているので，こちらは正常です．ということは，ケトアシドーシスは無事に治療されたことになりますね．では，なぜまだ代謝性アシドーシスがあるのでしょうか？　今回は**アニオンギャップ正常代謝性アシドーシス**ですね．

血液ガス＋病態の解釈

糖尿病ケトアシドーシスの治療経過では，このようにアニオンギャップが正常になってからも代謝性アシドーシスが残っていることがあります．原医としては，治療に使う生理食塩水（陰イオンがCl$^-$だけなので

代謝性アシドーシスの原因になるのでした）に加えて，ケトン体の陰イオンが治療中に尿中に失われることがあります．ケトン体の陰イオンは将来的に代謝されてHCO_3^-になるので，これを失うのはHCO_3^-喪失と同じことになります．

糖尿病ケトアシドーシスの治療経過で起こるアニオンギャップ正常代謝性アシドーシスは自然に治りますので，特に治療を必要としません．この症例も，アニオンギャップが正常化しているので，インスリン静注による治療はここで終了で，あとはインスリンの皮下注に切り替えて食事も開始します．American Diabetes Association（ADA）のガイドライン（Diabetes Care. 2009; 32: 1335-43．PMID: 19564476）では，DKA からの回復は以下の3つのうち2項目を満たしたときとしています．

- アニオンギャップ≦12mEq/L
  （あるいはそれぞれの病院での正常値上限）
- HCO_3^-≧15mEq/L
- （静脈血）pH＞7.3

答

血液ガス解釈	原因
アニオンギャップ正常代謝性アシドーシス	生理食塩水の大量投与 ケトン体陰イオンの喪失

竜馬先生の ポイント

- 糖尿病ケトアシドーシスでは，ケトン体の指標としてアニオンギャップを用いる．
- 糖尿病ケトアシドーシスの治療経過中には，アニオンギャップ正常代謝性アシドーシスが起こる（治療は必要ない）．

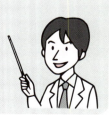

FOLLOW UP
ケトン体を指標に糖尿病ケトアシドーシスを治療すると

　ケトアシドーシスを治療するのだから，アニオンギャップなんかで間接的にみるんじゃなくて，ケトン体そのものを測ればいいんじゃないの？と考えるかも知れません．あいにくこれではうまくいかない理由があります．
　一般的にケトン体はニトロプルシド反応というのを使って測るのですが，これで測定できるのはケトン体3種類のうちアセト酢酸とアセトンの2つだけで，β-ヒドロキシ酪酸は測定できません．一方，糖尿病ケトアシドーシス初期のケトン体として最も多いのはβ-ヒドロキシ酪酸です．なので，**測定したケトン体の量とDKAの重症度が必ずしも相関しない**のです．
　糖尿病ケトアシドーシスの治療が進むと今度は，

β-ヒドロキシ酪酸　→　アセト酢酸

への変化が進み，ケトン体の中でもアセト酢酸の割合が増えます．β-ヒドロキシ酪酸を含まないケトン体を測っていると，治療が始まってからかえってケトン体が増えるという現象が起こります（図45）．

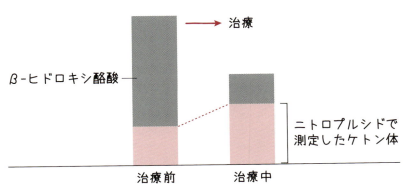

図45 ケトン体を指標に治療したら
真のケトン体は減少するが，ニトロプルシドで測定したケトン体は治療によって上昇するようにみえる．

このように，ケトン体の値は必ずしも重症度の指標にならず，また治療効果の指針にならないので，糖尿病ケトアシドーシスの治療ではケトン体ではなく間接的指標のアニオンギャップを使います．

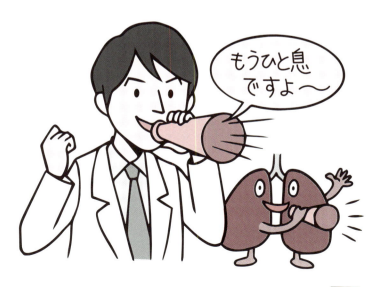

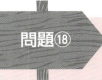

問題⑱ 双極性障害のある40歳女性が意識障害のために救急室に搬送された．意識障害のために本人からは病歴聴取できないが，家族が持ってきた本人の薬剤のなかに炭酸リチウムが含まれている．
血圧 110/70mmHg，心拍数 80回/分，呼吸回数 14回/分，体温 36.4℃，SpO_2 97%（室内気）
ミオクローヌスがあり，腱反射は亢進している．
🍶 pH 7.39，$PaCO_2$ 41mmHg，PaO_2 92mmHg，HCO_3^- 25mEq/L
Na^+ 139mEq/L，K^+ 4.4mEq/L，Cl^- 110mEq/L，BUN 8mg/dL，グルコース 86mg/dL，Cr 0.7mg/dL，アルブミン 4g/dL
血液ガス解釈は？

意識障害で運ばれてきた患者さんです．エチレングリコール中毒（問題⑬）では意識障害の原因を検索するのに血液ガスが役立ちましたよね．ここでもうまく活用できるでしょうか？

血液ガス解釈 呼吸

$PaCO_2$ も PaO_2 もあまり問題ないようです．念のために $A-aDO_2$ も計算してみましたが，

$$P_AO_2 = 150 - \frac{41}{0.8} \fallingdotseq 99 \text{mmHg}$$
$$A-aDO_2 = 99 - 92 = 7 \text{mmHg}$$

なので，問題ないようです．

血液ガス解釈 酸－塩基平衡

呼吸についてはめぼしい所見はありませんでした．酸－塩基平衡の方をみてみましょう（図46）．

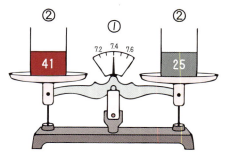

図46 問題⑱の酸-塩基平衡

Step 1: ほぼ正常
Step 2: $PaCO_2$ も HCO_3^- も正常

　ということで，こちらもあまり見るべき点がないようです．今回は血液ガスは役に立たないのでしょうか？　ちょっと待って下さい！　一見正常にみえても，実は代謝性の酸-塩基平衡が隠れてた，なんて症例が前の講義でありましたよね？（前書 p.114, 症例⑦を参照）　あのときの手がかりって，何でしたっけ？　そうです．アニオンギャップをみたのでしたよね．**アニオンギャップが増加していたら必ず代謝性アシドーシスが存在する**，っていうところから解釈したのでした．
　今回の症例でのアニオンギャップはどうですか？

$$AG = 139 - (110 + 25) = 4 mEq/L$$

ありゃ！？　増加していなくて逆に減少しています．これでは酸-塩基平衡異常を見つけるのに役立ちそうにありません．今回はやっぱり血液ガスが役に立たない症例なんでしょうか．

　ところで，アニオンギャップが減少するって，どんな原因があると思いますか？　アルブミンが低いとアニオンギャップが低くなる，なんて話をしましたね．アルブミンというのはマイナスイオンの形で存在して，アニオンギャップの構成する要素になっているのでした．では，復習がてら，アニオンギャップについてもう一度考えてみましょうか．

アニオンギャップ　おさらい

　これまでさんざん使ってきたので，「アニオンギャップはわかった！」って感じてると思うんですけど，ちょっとだけお付き合い下さい．
　アニオンギャップって，どう計算しますか？「今さら！！」みたいにむっとした顔せずに，どうぞ，お願いします．はい，その通りです．

$$AG = Na^+ - (Cl^- + HCO_3^-)$$

でしたね（図47）．これって，どういう意味かというと，陽イオン（カチオンといいます）をすべて合わせた数と，陰イオン（アニオンといいます）をすべて合わせた数が等しい，っていうところからまず始まってるんでしたよね．K^+とかMg^{2+}とかCa^{2+}とかのもろもろの陽イオンをいっしょくたにして，アルブミンとかリン酸塩（PO_4^{3-}）とか硫酸塩（SO_4^{2-}）とかのもろもろの陰イオンをいっしょくたにすると，陰イオンをいっしょくたにまとめた方が多くて，その差がアニオンギャップになるっていう意味です．なので，アニオンギャップは，

$$AG = (Cl^- と HCO_3^- 以外の陰イオン) - (Na^+ 以外の陽イオン)$$
　　　　　　　　　　　　　　　　　　　　　　　…………①

というふうにも表せます．ここまではいいですか？

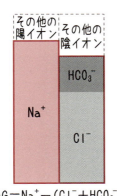 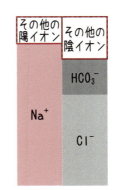

図47　アニオンギャップとは？

いっしょくたにまとめることで簡単に計算できるので，これまで便利に使ってきたわけですが，この中身にはいろんなものが含まれているので，そのなかのいずれかが増減するとアニオンギャップにも変化が起こります．ケトンとか乳酸とかの陰イオンが増えるとアニオンギャップが増加する話はしましたね．今回は，アニオンギャップが減少するほうの原因を考えてみることにします．

アニオンギャップ減少の原因

アニオンギャップが，もろもろの陽イオンをいっしょくたにまとめたのと，もろもろの陰イオンをいっしょくたにまとめたものの差だと考えると，どんなときにアニオンギャップは少なくなりそうですか？　①の式から，陰イオンが減るときがありますね．逆に，陽イオンが増えてもアニオンギャップは減少します．それ以外に，検査エラーなんていうのもあります．

陰イオンの減少

Cl^-とHCO_3^-以外の陰イオンが少なくなると，アニオンギャップは減少します（図 48a）．典型的な例に**低アルブミン血症**があるのでした．低アルブミン血症があるとそれだけでアニオンギャップが小さくなるので，

$$補正 AG = 測定 AG + 2.5 \times (4 - アルブミン)$$

で補正するのでしたね．

陽イオンの増加

Na^+以外の陽イオンが増えてもアニオンギャップは減少します（図 48b）．ここに含まれるK^+とかMg^{2+}とかCa^{2+}は増えたとしても，それほどは変わらないのであまり大きな影響はないのですが，**多発性骨髄**

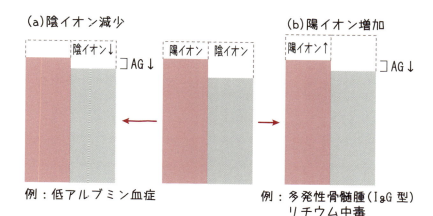

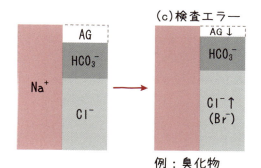

図48 アニオンギャップ減少の原因

腫（IgG型）で産生されるタンパクは陽イオンの形で存在するので，もろもろの陽イオンが増えてアニオンギャップ低下の原因になります．また，**リチウム**も血液中で陽イオンの形で存在するので，リチウム中毒のように大量のリチウムが存在するときには陽イオンが増えてアニオンギャップが低下することがあります．ちなみに，リチウムを服用していても，リチウム濃度が治療域にあるときにはアニオンギャップは変化しません．

検査エラー

あと一つ，検査エラーでもアニオンギャップが減少することがあります．当たり前ですけど，Na^+ と Cl^- と HCO_3^- の3つを正確に測定していなければ，アニオンギャップも間違った値になってしまいますよね．単純な検査エラーのほかに，検査エラーを起こさせる原因もあります．臭化物です．臭化物イオン（Br^-）は Cl^- と似ていて，Cl^- として間違えて測定されることがあります．Cl^- の検査値が本来よりも高い値になっていれば，

$$AG = Na^+ - (Cl^- + HCO_3^-)$$

は低く出てしまいますよね（図48c）．ということで，臭化物もアニオンギャップ減少の原因になることがあります．規制薬物ではありますが（米国では使用禁止），市販薬に含まれていたりするので，お目にかかることがあるかも知れません．

血液ガス＋病態の解釈

呼吸や酸－塩基平衡といった一般的な見方では今回の診断に役立ちませんでしたが，病歴・症状に加えてアニオンギャップ減少に注目すると，今回の症例ではリチウム中毒が疑われます．なので，今回はすぐに透析を開始することになりました．その後に戻ってきた血清リチウム濃度は 6.4 mEq/L と上昇しており，診断が確定しました．

透析でリチウム濃度が低下してからの血液ガスと生化学は，

静脈血 pH 7.37，HCO_3^- 26mEq/L
Na^+ 142mEq/L，K^+ 4.1mEq/L，Cl^- 106mEq/L，
グルコース 94mg/dL，BUN 8mg/dL，Cr 0.7mg/dL

で，アニオンギャップは

$$AG = 142 - (106 + 26) = 10 mEq/L$$

にまで戻っていました．

多発性骨髄腫やリチウム中毒，臭化物中毒ではアニオンギャップが減少することがある，というのがここでのお話でした．しかし，アニオンギャップ減少がなければこれらの診断を除外できる，というほど感度の高い所見ではありませんので，もし減少していなくても疑いがあれば他の検査を組み合わせて考える必要があります．

血液ガス解釈	原因
呼吸・酸-塩基平衡とも正常	
アニオンギャップ減少	リチウム中毒

竜馬先生のポイント

- アニオンギャップは減少することもある（酸-塩基平衡異常は起こらない）．
- アニオンギャップ減少の原因に，低アルブミン血症，多発性骨髄腫（IgG 型），リチウム中毒，臭化物中毒がある．

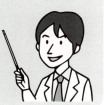

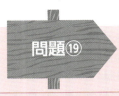

問題⑲ 尿路結石とシェーグレン症候群の既往がある40歳女性，生化学検査でK⁺低値とCl⁻高値が見つかったため，血液ガスと尿検査が行われた．下痢はしていない．

📋 Na⁺ 141mEq/L，K⁺ 2.7mEq/L，Cl⁻ 120mEq/L，BUN 18mg/dL，Cr 1.3mg/dL，グルコース 80mg/dL
pH 7.25，PaCO₂ 25mmHg，PaO₂ 110mmHg，HCO₃⁻ 11mEq/L（室内気）
尿検査：pH 6.5，Na⁺ 40mEq/L，K⁺ 45mEq/L，Cl⁻ 20mEq/L
血液ガスの解釈は？

　シェーグレン症候群で，Cl⁻が高い（HCO₃⁻が低い）となると，診断的には尿細管性アシドーシス（RTA）が疑われる状況なのですが，それを血液ガス的に検証してみたいと思います．

血液ガス解釈　酸－塩基平衡

　順番にみてみます（図49）

　Step 1：pHが低いので**アシデミア**です

　Step 2：PaCO₂とHCO₃⁻が両方とも低下しています．pHを低下させるのはHCO₃⁻低下のほうなので，**代謝性アシドーシス**があることがわかります．

　Step 3：代謝性アシドーシスでHCO₃⁻が下がると，代償によってPaCO₂も下がるはずです．

$$(24-11) \times 1.2 = 15.6 \text{mmHg}$$

くらい下がるはずなので，予測されるPaCO₂は，

$$PaCO_2 = 40 - 15.6 = 24.4 \text{mmHg}$$

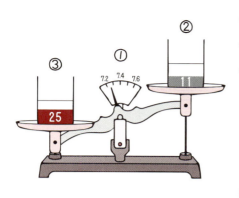

① アシデミア
② 代謝性アシドーシス
③ 予想される代償
　(24−11)×1.2＝15.6
　予想される$PaCO_2$の値
　40−15.6＝24.4
　適切な代償
④ なし

図49 問題⑲の酸−塩基平衡

です．血液ガスでの測定値が 25mmHg なので，**代償は適切**だと考えられます．

Step 4：代償が適切なので，他に呼吸性の酸−塩基平衡異常があることは考えなくて良さそうです．

Step 5：代謝性アシドーシスなので，アニオンギャップを調べます．

$$AG＝141−(120＋11)＝10mEq/L$$

なので，アニオンギャップの増加はありません．**アニオンギャップ正常代謝性アシドーシス**ですね．アニオンギャップ正常代謝性アシドーシスの鑑別というと，主なものに**下痢**と **RTA** の2つがあるのでした．頻度としては圧倒的に下痢のほうが多いのですが，今回の患者さんは下痢していないとわざわざ書いてありますね．アニオンギャップ正常代謝性アシドーシスのその他の原因に，アセタゾラミド投与だとか回腸導管だとか，重症患者では生理食塩水の大量投与などもありますが，この患者さんではどれも当てはまりません．というわけで，診断的には RTA で良さそうです．シェーグレン症候群（Ⅰ型 RTA の原因になる）の既往もそれに合致します．せっかく尿検査もやっているので，検査結果が RTA に合致することを確認してみましょう．

尿アニオンギャップとは？

ここで登場するのは尿アニオンギャップという考え方です．「えっ！？また計算するの？ そんなにあれこれ覚えられません！」という方もご安心下さい．実際のところ，下痢とRTAを鑑別するという状況はそれほど多くないので（下痢がないのはすぐにわかりますよね），その都度見返してもらえればけっこうです．

血清ではNa$^+$，Cl$^-$，HCO$_3^-$の3つからアニオンギャップを計算しましたが，尿アニオンギャップはNa$^+$，K$^+$，Cl$^-$を使います．陽イオン2つと，陰イオン1つです．普段の食生活では，私たちの身体はCl$^-$よりも多くNa$^+$とK$^+$を吸収します．なので，尿から出ていく量もNa$^+$とK$^+$の合計のほうが多く，正常では，

$$尿AG＝尿Na^+＋尿K^+－尿Cl^->0$$

となります（20～90mEq/L）（図50a）．問題⑱では，血清アニオンギャップが何を意味しているのかおさらいしましたが（p.119参照），今回は尿アニオンギャップが何を測っているのかみてみましょう．陽イオンにはNa$^+$とK$^+$以外の測定されていないものがあります．尿では主にNH$_4^+$です．同じく，陰イオンにもCl$^-$以外の測定されていないものが

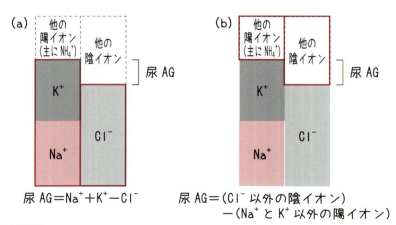

図50 尿アニオンギャップとは？

あります．尿でも血清と同じく，陽イオンの総量と陰イオンの総量は同じになっているので，Na^+とK^+を合わせた量のほうがCl^-よりも多いということは，測定されていない陰イオンのほうが測定されていない陽イオンよりも多いことを意味し，この差が尿アニオンギャップです．なので，尿アニオンギャップは，

$$尿\,AG = (Cl^-以外の陰イオン) - (Na^+とK^+以外の陽イオン)$$

の形で表すこともできます（図50b）．

　代謝性アシドーシスがある場合の尿アニオンギャップを考えてみましょう．アシドーシスでH^+が血清中に過剰にあるのですから，腎臓の働きが正常であれば，過剰なH^+は尿から排泄されるはずです．胃壁はpH＝1なんていうきわめて過酷な酸性の状態にも耐えられるようにできていますが，尿細管はそこまでタフではありません．そこで，尿ではH^+はそのままではなく，

$$NH_3 + H^+ \longrightarrow NH_4^+$$

の反応を経てNH_4^+の形で排泄されます．となると，代謝性アシドーシスでは，Na^+とK^+以外の測定されていない陽イオン（NH_4^+）が増えることになりますよね．尿中の陽イオンと陰イオンの総数は等しいので，

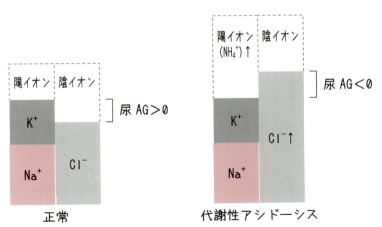

図51 代謝性アシドーシス（RTA以外）での尿アニオンギャップ

NH_4^+ が増えるとそれとつり合うように陰イオンである Cl^- の尿中濃度が増えます．そのため，アシドーシスがあるときには尿中での Na^+ と K^+ の合計と Cl^- の関係がひっくり返って，

尿 AG＜0

となります（図51）．腎臓が正常に酸を排泄できるならこのようになるので，下痢が原因で代謝性アシドーシスになっている場合には，尿AG＜0となります．

次に，RTA の場合を考えてみます．RTA というのは，ザックリ言うと尿細管から H^+ を正常に分泌できない疾患なんです．なので，アシドーシスがあっても NH_4^+ の排泄は増えなくて，

尿 AG＞0

のままです．代謝性アシドーシスがあって，本来は尿中への酸排泄が増えなければならないのに増えていないことから，RTA の診断がつきます．

では，今回の症例に戻って考えてみましょう．アニオンギャップ正常代謝性アシドーシスがあるのは先に調べた通りです．尿アニオンギャップを計算すると，

尿 AG＝40＋45－20＝65＞0

なので，代謝性アシドーシスでの腎臓の反応としては不適切です．したがって，アニオンギャップ正常代謝性アシドーシスの原因は下痢ではなく，RTA であることがわかります（図52）．RTA にはⅠ型，Ⅱ型，Ⅳ型がありますが，Ⅳ型では典型的に血清 K^+ が正常〜高値になるので，低値になるⅠ型またはⅡ型と区別がつきます．Ⅰ型とⅡ型の区別はというと……，ここまでくると血液ガス本の範疇を超えるので，腎臓の教科書とか腎臓内科の先生に解説は譲ることにしたいと思います．ここでは，尿アニオンギャップを使うことで，アニオンギャップ正常代謝性アシドーシスの鑑別ができるのを理解してもらえればけっこうです．

◆ 問題 ⑲

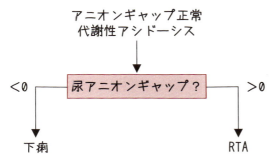

図52 尿アニオンギャップによる
アニオンギャップ正常代謝性アシドーシスの鑑別

答

血液ガス解釈	原因
アニオンギャップ正常代謝性アシドーシス	RTA

竜馬先生のポイント

- アニオンギャップ正常代謝性アシドーシスの主な原因は下痢とRTA．
- RTAでは尿アニオンギャップ>0となる（他の代謝性アシドーシスでは<0）．

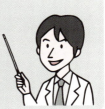

FOLLOW UP
尿アニオンギャップの限界

便利なようにみえる尿アニオンギャップですが,結局のところ測定されない陽イオンと陰イオンを全部ひっくるめて考えているわけで,血清のアニオンギャップと同じく,常にうまく使えるわけではありません.たとえば,糖尿病ケトアシドーシスのように尿中にケトン体が増える場合,測定されない陰イオンが増えるので(問題⑰,p.108 参照),たとえ NH_4^+ が増えていても

　　　尿 AG＞0

となることがあります(図 53).

循環血液量が低下しているときにも尿アニオンギャップは使えません.これは Na^+ の再吸収が増えることで,遠位尿細管での H^+ 分泌が低下するためです.

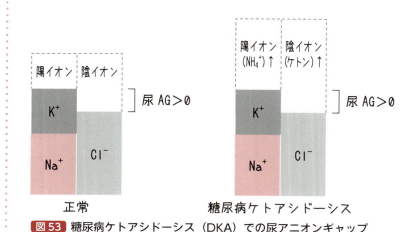

図53 糖尿病ケトアシドーシス(DKA)での尿アニオンギャップ

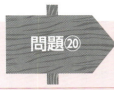

問題⑳

高血圧，糖尿病，COPDの既往のある64歳男性，在宅酸素療法（2L/分）が導入されている．悪心，全身倦怠感を訴えて外来を受診．

血圧 160/90mmHg，心拍数 90回/分，呼吸数 22回/分，体温 36.1℃，SpO_2 91%

pH 7.29，$PaCO_2$ 56mmHg，PaO_2 62mmHg，HCO_3^- 27mEq/L（酸素2L/分）

Na^+ 137mEq/L，K^+ 6.5mEq/L，Cl^- 93mEq/L，BUN 50mg/dL，Cr 6.2mg/dL，グルコース 150mg/dL

血液ガスの解釈は？

パッと見では「ありゃ，えらく腎機能が悪いぞ」というのが目につきます．このあたりに何かポイントがありそうかなーなんて思いつつも，順番にみてみましょう．

血液ガス解釈　呼吸

COPDで酸素投与されているので，「肺が悪い」のは間違いなさそうですが，普段と同じ酸素量でPaO_2が保たれているので，いつもよりひどく悪いというわけではなさそうです．COPD急性増悪とか肺炎のような肺疾患を合併していれば，PaO_2は下がりそうですよね．PaO_2 62 mmHgというのは低くみえるかも知れませんが，COPD患者では高めを目指すことはないので，普段からこれくらいなのではないかと推測されます．

$PaCO_2$が高いですね．COPDと関係しているのでしょうか？　次の酸-塩基平衡で合わせて考えてみましょう．

血液ガス解釈　酸－塩基平衡

換気と合わせていつもの手順で酸－塩基平衡をみてみます（図54）．
Step 1：**アシデミア**
Step 2：**呼吸性アシドーシス**
Step 3：$PaCO_2$ は，

$$55-40=15\text{mmHg}$$

だけ上昇しているので，急性なら

$$15 \times \frac{1}{10} = 1.5\text{mmHg}$$

慢性なら

$$15 \times \frac{3.5}{10} = 5.25\text{mmHg}$$

以上 HCO_3^- が上昇することが予測されます．なので，この場合，**急性呼吸性アシドーシス**と考えればちょうど良い代償になっていることになります．

Step 4：急性呼吸性アシドーシスとして代償がちょうど良いと考えれば，代謝性の酸－塩基平衡異常は考えなくてよい，となりますので，解釈は急性呼吸性アシドーシスとなります．これでひとまず一件落着な

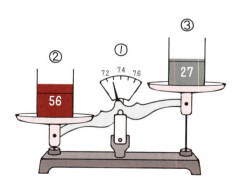

図54 問題⑳の酸－塩基平衡

んですけど，本当にこれで良いですか？　この患者さんの状態に合ってます？　ここでもやはり数字だけではなく，患者さんの状態を合わせて考える必要があります．

　今回はなんだかBUNとCrがけっこう上がっていて腎臓が悪くなってそうですよね．悪心と全身倦怠感というのはそのための症状じゃないかなー，と考えられます．腎不全といえば……，どんな酸-塩基平衡異常を起こすのでした？　アニオンギャップ増加代謝性アシドーシスです．せっかく電解質もあるので，アニオンギャップを計算してみましょうか？　**Na^+とCl^-とHCO_3^-があるときには，とりあえず何も考えずにだまってアニオンギャップを計算しておく**のでしたよね．

Step 5:

$$AG = 137 - (93 + 27) = 17 \text{mEq/L}$$

と増加しています．**アニオンギャップが増加していれば必ず代謝性アシドーシスが存在する**のでした．

Step 6:

$$\Delta AG = 17 - 12 = 5 \text{mEq/L}$$
$$補正 HCO_3^- = 27 + 5 = 32 \text{mEq/L}$$

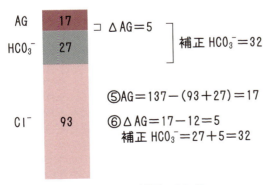

図55 問題⑳のΔAGと補正HCO_3^-

となります．なので，この患者さんのアニオンギャップ増加代謝性アシドーシスが一瞬にして治ってしまったとしたら，HCO_3^- は 32mEq/L になるわけですね（図55）．

血液ガス＋病態の解釈

　以上の解釈を踏まえてこの患者さんには何が起こっていると思いますか？　まず，腎不全によるアニオンギャップ増加代謝性アシドーシスはありそうですね．でも，補正 HCO_3^-＝32mEq/L からもわかるように，それだけではうまく説明がつきません．

　この患者さんは既往に COPD があって，普段から酸素を使っているということなので，呼吸もそれなりに重症っぽいですよね．そうすると，普段の血液ガスって，どんなだと思いますか？「普段から $PaCO_2$ が高くなってるんじゃないかなー」なんて想像できますね．慢性呼吸性アシドーシスがあるとすると，HCO_3^- はどうなるはずですか？　高くなりますよね．なので，普段の血液ガスがあったしたら，$PaCO_2$ が高くて，代償で HCO_3^- も高くなっていると考えられます．血液ガス解釈って，**もとの状態が正常であることを前提にしている**ので，そうでない場合は普通の読み方をするだけではうまく解釈できないんでしたよね．

　もし，慢性呼吸性アシドーシスがあって，HCO_3^- が上昇しているところに，腎不全が起こって HCO_3^- が減るとどうなると思いますか？

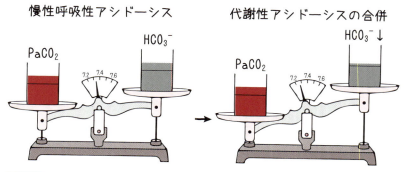

図56 慢性呼吸性アシドーシス＋代謝性アシドーシス

PaCO₂ も HCO₃⁻ も両方とも上がって秤のバランスを保てていたのが，HCO₃⁻ だけ下がってしまうとバランスが取れなくなって，pH は下がってしまいますよね（図 56）．これが，今回の症例で pH が 7.29 まで低下した原因だと考えられます．「本当にそんなふうになってるの？ こじつけじゃないの？」と思いますよね？ そういう疑い深い方もいらっしゃるでしょうから，隠してた血液ガスをお見せします．この患者さんが普段の状態のときに採ったものです．

pH 7.37，PaCO₂ 57mmHg，PaO₂ 60mmHg，HCO₃⁻ 33mEq/L（酸素 2L/分）

やはり PaCO₂ はいまと同じくらい上昇していますが，HCO₃⁻ がぜんぜん違います．普段の状態での血液ガスでは，HCO₃⁻ が上昇して pH が正常に近くなるよう代償されているのがわかります．ここから，代謝性アシドーシスで HCO₃⁻ が減ってしまうと，代償が失われてしまうので pH がドカーンと下がってしまった，というのが今回の読みのようです．アニオンギャップ増加代謝性アシドーシスが一瞬にして治ってしまったとしたときの補正 HCO₃⁻ が 32mEq/L になったのは，普段からそれくらいになっているからなんですね．代謝性アシドーシスで HCO₃⁻ が下がったら，呼吸で代償して PaCO₂ を下げれば良いのですが，COPD があってもともと呼吸に余力がないために下げられなかったのでしょう．

答

血液ガス解釈	原因
肺が悪い	COPD
慢性呼吸性アシドーシス	COPD
アニオンギャップ増加代謝性アシドーシス	腎不全

ズルイ？　はい，確かにこんなふうに普段の血液ガスがわかっていれば話はわりとカンタンですよね．だけど，いつもこんなに都合良く普段の血液ガスがあるわけではありません．もしなかったとしても，「この患者さんは，普段こうなんじゃないかな？」と想像を働かせることは重要です．妊娠中や肝不全の患者さんでは普段から過換気していて慢性呼吸性アルカローシスになっているので，解釈するのに注意が必要なんでしたよね（p.42参照）．今回は，慢性呼吸性アシドーシスがある例でしたが，やはり同じように，もともとの状態が「pH 7.4, $PaCO_2$ 40mmHg, HCO_3^- 24mEq/L」というところからスタートしていないっぽいときには，ただ単に数字だけで読むのではなくて，臨床的病態も合わせて考えることが必要です．**普段の状態が正常ではない血液ガスは解釈が難しい**のです．

　今回はアニオンギャップが増加していたので，代謝性アシドーシスが存在することがわかって手がかりになりましたが，仮に下痢でアニオンギャップ正常代謝性アシドーシスになっていたとしても，やはり同様に，慢性呼吸性アシドーシス＋代謝性アシドーシスという読み方になります．こっちの場合だと，アニオンギャップという手がかりがないので，さらに難しいですね．

　すでにお気づきかも知れませんが，この血液ガスは問題⑦（p.44）でみたCOPD急性増悪でのacute on chronicの呼吸性アシドーシスを起こしていた方のものと同じ結果になっています．このように，同じ結果であっても，患者さん次第で読み方が変わってきます．血液ガスは病態と合わせて読むのが大事なのがわかりますね．

竜馬先生のポイント

- 病歴からもともとの血液ガスが正常でないことも考慮する．
- 血液ガスは病態と合わせて解釈する．

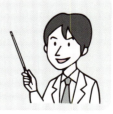

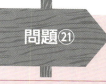

問題㉑ 慢性腎疾患（普段の Cr 2.0 程度）の既往がある 60 歳男性，発熱，咳嗽，呼吸困難を訴えて救急外来を受診．肺疾患の既往，喫煙歴はない．

血圧 100/60mmHg，心拍数 110回/分，呼吸回数 34回/分，体温 39℃，SpO_2 92%（リザーバーマスク）

high-flow nasal cannula による高流量酸素投与（F_IO_2 50%）を開始した．

pH 7.23，$PaCO_2$ 45mmHg，PaO_2 90mmHg，HCO_3^- 19mEq/L（F_IO_2 50%）

乳酸 7mmol/L

Na^+ 143mEq/L，K^+ 5.4mEq/L，Cl^- 106mEq/L，BUN 44mg/dL，Cr 3.8mg/dL，グルコース 126mg/dL，アルブミン 4.5g/dL

胸部 X 線：肺炎に合致する両側下肺野の陰影

血液ガスの解釈は？

血液ガス解釈　呼吸

　酸素のほうですが，F_IO_2 50%ということで，そこそこの酸素濃度が必要になっています．$A-aDO_2$ を計算しなくても肺が悪いことはすぐにわかりますね．

　換気のほうをみてみると，$PaCO_2$ が上昇しているのがわかります．肺疾患があって呼吸回数が上昇しているのに $PaCO_2$ が上がっているのは，呼吸筋疲労を示す悪い徴候なのでしたね．その他の原因としては，オピオイド系鎮痛薬のように呼吸抑制のある薬剤を使っていたり，神経筋疾患があって呼吸筋がうまく働いていなかったり，なんていうも $PaCO_2$ 上昇の原因になりますが，今回の患者さんにはそれらしい既往はなかったとします．COPD があれば，普段から $PaCO_2$ が上昇しているなんて可能性もありますが，今回の患者さんには喫煙歴も COPD の既往もありませんでした．

> 血液ガス解釈　酸-塩基平衡

次に，酸-塩基平衡のほうをみてみることにしましょう．いつも通りの手順で行きます（図57）．

Step 1：**アシデミア**です．

Step 2：$PaCO_2$ が上がって，HCO_3^- が下がっていますね．両方とも pH 低下をきたす原因になるので，**呼吸性アシドーシス**とも**代謝性アシドーシス**とも言えます．酸-塩基平衡って，バランスを保つために，どちらかが下がったらもう一方も下がって，どちらかが上がったらもう一方も上がる，というように，**同じ方向に動くハズ**なのでしたよね．今回のように反対方向に動いているような場合には，代償とか計算しなくても，2つ（以上）の酸-塩基平衡異常があることがわかります．

Step 3・4：Step 2 ですでにみたように，計算しなくても今回は酸-塩基平衡異常が1つではなく，2つ（以上）あることがわかります．呼

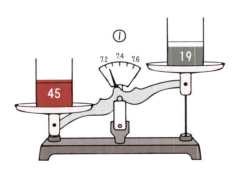

①アシデミア

②呼吸性アシドーシス／
　代謝性アシドーシス

③予想される代償

呼吸性アシドーシスの場合：
$$(45-40) \times \frac{1}{10} = 0.5$$

予測される HCO_3^- =
　24 + 0.5 = 24.5

代謝性アシドーシスの場合：
　(24 - 19) × 1.2 = 6

予測される $PaCO_2$ =
　40 - 6 = 34

いずれにしても適切な代償でない

④急性呼吸性アシドーシス
　＋代謝性アシドーシス

図57 問題㉑の酸-塩基平衡

吸性アシドーシスと代謝性アシドーシスですね．ここまではすぐわかるのですが，わざわざ計算して確認してみましょうか？

呼吸性アシドーシスのほうから始めたとします．急性なら，代償によって $PaCO_2$ 10mmHg あたり HCO_3^- は 1mEq/L **上昇**するはずなので，

$$(45-40) \times \frac{1}{10} = 0.5 mEq/L$$

だけ上昇して，HCO_3^- は

$$24 + 0.5 = 24.5 mEq/L$$

くらいになっていると予測されます．実際の測定値は 19mEq/L に**低下**しているので，適切ではないですね．なので，代謝性アシドーシスが合併していることがわかります．

代謝性アシドーシスの方から始めるとどうでしょう？ HCO_3^- が 1mEq/L 下がるごとに $PaCO_2$ は 1.2mmHg 下がって，

$$(24-19) \times 1.2 = 6mmHg$$

だけ**下がる**のが適切な代償なので，$PaCO_2$ は

$$40 - 6 = 34mmHg$$

に低下しているはずです．でも，実際には 45mmHg に**上昇**しているので代償は適切ではありません．なので，代謝性アシドーシスだけではなく呼吸性アシドーシスもあることがわかります．

今回はあえて計算して確認しましたが，反対方向に動いているのをみるだけでこれらの2つがあるのはわかりますよね．$PaCO_2$ と HCO_3^- が反対方向に動く酸−塩基平衡異常には，代謝性アルカローシス＋呼吸性アルカローシスという状況もありますが（例：妊娠中で慢性呼吸性アルカローシスがあるところに嘔吐が起こった），重症患者で多くみられるのは今回のような代謝性アシドーシス＋呼吸性アシドーシスのパターンのほうです．

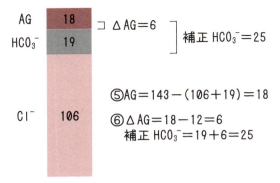

図58 問題㉑のΔAGと補正HCO_3^-

Step 5: 代謝性アシドーシスがあるとわかったので，アニオンギャップを調べます（図58）.

$$AG = 143 - (106 + 19) = 18 mEq/L$$

です．アルブミンは正常なので補正は必要ありません．

$$\Delta AG = 18 - 12 = 6 mEq/L$$

なので，

$$補正 HCO_3^- = 19 + 6 = 25 mEq/L$$

となりますので，これ以外の代謝性酸-塩基平衡は考えなくても良さそうです．血液ガスによる酸-塩基平衡の解釈としては，**急性呼吸性アシドーシス＋アニオンギャップ増加代謝性アシドーシス**となります．

血液ガス＋病態の解釈

　さて，それでは血液ガスと患者さんの状態を合わせて，次の一手を考えてみることにしましょう．呼吸のほうをみると，肺炎で低酸素血症になっていると考えられます．F_IO_2 50％で酸素化は保たれているのですが，$PaCO_2$ 上昇のほうが心配です．呼吸回数が上昇していて本来なら$PaCO_2$が下がるはずなのに上がっています．悪い徴候でしたね．

酸-塩基平衡のほうからみてみると，$PaCO_2$上昇に加えてHCO_3^-低下があるため，それぞれの変化はそれほど大きくなくてもpHがズドーンと下がってしまっています．本来は代償でpHを保つようにするのを，肺も腎臓も悪くてそれぞれが反対方向に動いてしまっているので，著しいアシデミアになっているのですね．

では，次の一手はどうしますか？ アニオンギャップ増加代謝性アシドーシスの原因は乳酸アシドーシスか腎不全か，両方が合わさっていると考えられますね．乳酸アシドーシスは敗血症に伴うものだと考えられるので，輸液をして循環動態を安定させることで治療します．腎不全も敗血症による臓器不全だと考えられるので，敗血症の治療をキッチリやるしかないですね．とすると，代謝性アシドーシスのほうはすぐには良くならないかも知れません．$NaHCO_3$を投与するという手もありますが，一般的に乳酸アシドーシスはHCO_3^-を投与しても改善しません．

pHを保つために何ができるか考えると，人工呼吸器を導入して$PaCO_2$のほうを改善する方法が思い浮かびます．呼吸回数が増えているのに$PaCO_2$が上昇していて，呼吸筋疲労もありそうなのも人工呼吸器導入を考える根拠になります．今回のように，呼吸性と代謝性の両方のアシドーシスがあって，pHを保つのが難しそうな場合には，それぞれ単独の場合に比べて早めに手を打たなければなりません．

答

血液ガス解釈	原因
肺が悪い	肺炎
アニオンギャップ増加代謝性アシドーシス	乳酸アシドーシス，腎不全
急性呼吸性アシドーシス	呼吸筋疲労

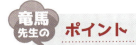 **ポイント**

- $PaCO_2$ と HCO_3^- が同じ方向に動いていなければ，2つ（以上）の酸-塩基平衡異常があることがわかる．
- 呼吸性＋代謝性アシドーシスでは介入のタイミングを早めにする．

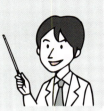

先ほどの症例の続きです．

問題㉒ 気管挿管が行われ人工呼吸が開始された．その後，血圧 80/50mmHg，心拍数 120回/分となり，ショックに対して輸液と昇圧薬が開始されている．
人工呼吸開始後の血液ガスは以下の通り．
pH 7.26, $PaCO_2$ 40mmHg, PaO_2 94mmHg, HCO_3^- 18mEq/L (F_IO_2 100%)
Na^+ 141mEq/L, K^+ 5.2mEq/L, Cl^- 105mEq/L,
グルコース 140mg/dL, BUN 48mg/dL, Cr 4.0mg/dL
乳酸 6mmol/L
血液ガスの解釈は？

　肺炎による急性呼吸不全＋ショックの状態ですね．人工呼吸器を導入したあとの血液ガスがあるのでみてみることにしましょう．

血液ガス解釈　呼吸

　まず呼吸の方で酸素化をみると F_IO_2 100%で PaO_2 94mmHg ってことですから，間違いなく肺が悪いですね．疑いの余地はありません．$A-aDO_2$ とか計算しなくてもいいですよね．人工呼吸患者では低酸素血症の重症度の指標として，P/F 比なんていうのを使うことも話しました．この場合だと，

$$P/F 比 = \frac{94}{1.0} = 94mmHg$$

となります．問題⑩でみた喘息症例（p.63 参照）と比べるとだいぶ低くて重度の低酸素血症があることがわかります．
　$PaCO_2$ は挿管前よりは下がって 40mmHg になっています．これだけみると正常ですが，酸－塩基平衡の観点からみるとどうでしょうか？

血液ガス解釈　酸-塩基平衡

　換気と酸-塩基平衡を合わせてみてみましょう．$PaCO_2$ 40mmHg っていうのは，これだけみると正常なんですけど，HCO_3^- が 18mEq/L に下がって，pH が下がっているのですから，本来であれば $PaCO_2$ も下がってないといけないんですよね（図59）．なので，**適切に代償が行われていない**ことはわかります．今回は計算で確認しなくてもいいですよね．

　アニオンギャップや補正 HCO_3^- の計算も先ほどと同じようにします（図60）．そうすると，酸-塩基平衡としては，やはりアニオンギャップ増加代謝性アシドーシス＋呼吸性アシドーシスという結果になります．

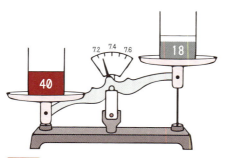

①アシデミア
②代謝性アシドーシス
③不適切な代償
　（同じ方向に動いていない）
④代謝性アシドーシス
　＋呼吸性アシドーシス

図59 問題㉒の酸-塩基平衡

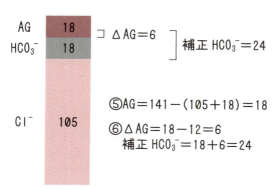

⑤ AG＝141－(105＋18)＝18
⑥ △AG＝18－12＝6
　　補正 HCO_3^- ＝18＋6＝24

図60 問題㉒の△AG と補正 HCO_3^-

アニオンギャップ増加代謝性アシドーシスの原因は，先ほど同様，乳酸アシドーシスと腎不全で良いでしょう．

血液ガス＋病態の解釈

　今回の血液ガスは，代謝性アシドーシスがあるけど呼吸による代償ができていないので，同時に呼吸性アシドーシスも存在するという解釈になりました．では，人工呼吸器を装着しているときの代償って，どのように考えれば良いのでしょうか？

　人工呼吸管理中の$PaCO_2$は患者自身の呼吸だけではなく，人工呼吸器の設定によって決まるという話をしました（p.61 参照）．呼吸回数や1回換気量を増やせば$PaCO_2$は下がり，逆に呼吸回数や1回換気量を減らせば$PaCO_2$は上がります．**換気量**でしたね．なので，患者さんが自分で代償しなくても，設定次第で$PaCO_2$を上げたり下げたりすることはできます．今回の症例でも，換気量を増やして$PaCO_2$を33mmHgまで下げれば，pHは7.35くらいになって，血液ガス的には適切な代償になります．換気量をさらに増やして$PaCO_2$を30mmHgまでに下げれば，pHを7.4くらいにすることもできます．このように，$PaCO_2$は人工呼吸器の設定次第でHCO_3^-とは相関せずに変化することになるので，代償という考え方はできません．なので，**人工呼吸管理中は呼吸と代謝を切り離して考えます**．$PaCO_2$は$PaCO_2$で人工呼吸器で調節して，それにHCO_3^-を合わせて，両方を秤に乗せたバランスでpHが決まるという考え方です（**図61**）．

　$PaCO_2$を人工呼吸器で調節するとして，pHはどれを目標にするのがいいでしょう？　肺が比較的正常で，$PaCO_2$を調節するのが比較的容易なのであれば，$PaCO_2$を30mmHgくらいに下げて正常の7.4近くにするので構いません．しかし，今回の症例のように肺もそこそこ重症で，人工呼吸器で$PaCO_2$を下げようと呼吸回数や1回換気量を上げると過剰な圧がかかって肺が傷ついてしまいそう，なんていうときには，あえて$PaCO_2$はそんなに下げずに高めのままにします．これを**高二酸化炭素許容人工換気（permissive hypercapnia）**（p.62）と呼ぶのでし

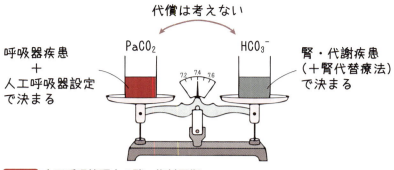

図61 人工呼吸管理中の酸−塩基平衡

たね．pHが保たれていればPaCO$_2$が多少高くなっていても害はありません．具体的には，pH＞7.3ならまず大丈夫で，肺が悪くてPaCO$_2$を保つのが難しいような場合には，7.2まで許容することもあります．気管挿管されている患者さんでは，**PaCO$_2$もpHも正常を目標にする必要はない**，というのは大事です．「それでは，いつまでたっても人工呼吸器から離脱できないのでは？」と心配になるかも知れませんが，病態が改善すれば代謝性アシドーシスも呼吸性アシドーシスも改善するので，次第に正常化します．

答

血液ガス解釈	原因
肺が悪い	肺炎
アニオンギャップ増加 　　代謝性アシドーシス	乳酸アシドーシス，腎不全
呼吸性アシドーシス	人工呼吸器設定（高二酸化炭素 　　許容人工換気）

ポイント

- 人工呼吸器管理中には，代謝と呼吸を切り離して考える（代償は考えない）．
- 人工呼吸管理中の酸－塩基平衡では，pH が保たれていれば良い．

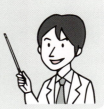

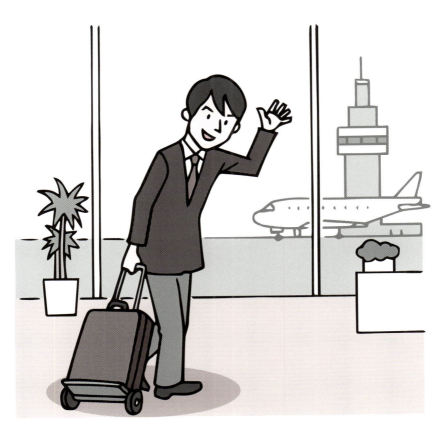

さくいん

あ

アスピリン中毒	73, 74, 79, 95
アセタゾラミド	101
アセト酢酸	108, 115
アセトン	105, 108
アニオン	119
アニオンギャップ	110, 119
アニオンギャップ正常代謝性アシドーシス	125
アニオンギャップ増加代謝性アシドーシス	72
アルコール性ケトアシドーシス	84
アルコールデヒドロゲナーゼ阻害薬	87
アルブミン	93, 110
イソプロピルアルコール	86
イソニアジド	74
Ⅰ型呼吸不全	30
1回換気量	60, 145
一酸化炭素	56, 79
一酸化炭素中毒	5, 55, 69, 80
右方移動	58
エタノール	86
エチレングリコール中毒	73, 74, 79, 85, 107
エベレスト	2
嘔吐	77, 79, 107
オキソプロリン	74
オピオイド	27

か

拡散障害	19
ガス交換系	26
カチオン	119
換気量	9, 61, 145
間質性肺炎	20
肝不全	42
飢餓性ケトアシドーシス	84
気管支拡張薬	64
気管支攣縮	35
偽性高乳酸血症	89
奇脈	35
急性呼吸不全	143
胸壁疾患	31
ギラン・バレー症候群	32
クスマウル呼吸	79, 107
駆動系	26
グリコール酸	89
グリコール類	74
痙攣	71
血清浸透圧	85
ケトアシドーシス	71, 73, 74
ケトン体	112, 130
下痢	79, 101
原発性アルドステロン症	78, 79
高圧酸素療法	5, 59
後側弯症	27
高二酸化炭素許容人工換気	62, 145
高二酸化炭素性呼吸不全	30
呼吸回数	60, 145
呼吸筋疲労	31, 33, 79, 141
呼吸商	5, 12
呼吸中枢	40
呼吸中枢抑制	31, 79
コントロール系	26

さ

左方移動	57
サリチル酸中毒	73, 74
酸素濃度	3, 4

酸素分圧	3
シェーグレン症候群	124
脂肪	12
シャント	19, 20, 51
臭化物	122
シュウ酸エステル結晶	85
重症筋無力症	32
重症肺炎	51
循環血液量	130
ショック	57, 143
神経筋疾患	27, 31
人工呼吸器	60, 141, 143
人工呼吸器関連肺傷害	62
心室中隔欠損	51
心臓内シャント	20
腎代替療法	146
心タンポナーデ	35
浸透圧ギャップ	85
腎不全	71, 74, 79, 133
心房中隔欠損	51
水蒸気圧	3
ステロイド	64
生理食塩水	101, 113
喘息	20, 35, 50

■ た

大気圧	3
多血症	14
多発性骨髄腫	120
炭水化物	12
短腸症候群	74
タンパク	12
中毒	71, 82
低アルブミン血症	120
低カリウム血症	78
低酸素性呼吸不全	30
低酸素血症	14
低流量酸素	14
鉄剤	74

透析	87
糖尿病	74
糖尿病ケトアシドーシス	79, 82, 105, 130
動脈カテーテル	66
動脈血酸素分圧	4
トリプルギャップ	89

■ な

Ⅱ型呼吸不全	30
ニトロプルシド反応	115
乳酸	73, 74, 80
D-乳酸	74
L-乳酸	74
乳酸アシドーシス	55, 57, 71, 96, 100, 141
尿アニオンギャップ	126
尿細管性アシドーシス	79, 101, 124
尿毒症	73, 74
妊娠	38

■ は

肺炎	20, 31
敗血症	90, 95, 141
敗血症性ショック	97
肺高血圧	20
肺塞栓	20, 31
肺動静脈奇形	20, 51
肺胞換気量	9, 83
肺胞気酸素分圧	4
肺胞気式	6
肺胞低換気	18, 64
パラアルデヒド中毒	73, 74
非侵襲的陽圧換気療法	47
β-ヒドロキシ酪酸	108, 115
肥満低換気症候群	27, 79
プロゲステロン	40
ヘモグロビン	56
ヘモグロビン酸素解離曲線	57

補正 AG	120
補正 HCO_3^-	110
補正アニオンギャップ	93
ホメピゾール	87

ま

慢性呼吸性アシドーシス	134
慢性閉塞性肺疾患　→ COPD	
無気肺	51
メタノール中毒	73, 74, 79, 85
メトヘモグロビン血症	59, 80

ら

卵円孔開存	51
リザーバーマスク	48, 69
リチウム中毒	121
利尿薬	77, 107
リンゲル液	102

欧文

$A-aDO_2$	14
acetoacetate	108
acetone	108
acute on chronic	47
ADA（American Diabetes Association）	114
aldehyde	73
ARDS	20, 31, 51
ASD	51
aspirin	74
β-hydroxybutyrate	108
CO-Hb	55, 56, 80
COPD	20, 25, 27, 31, 44, 50, 131
COPD 急性増悪	46, 47, 79
diabetes	74
D-lactate	74
DKA	105
ethylen glycol	73, 74
glycol	74
glycolate	89
GOLD MARK	74
high-flow nasal cannula	38, 48
iron	74
isoniazide	74
ketoacidosis	73, 74
KUSMALE	73
Kussmaul 呼吸	107
lactate	73, 74
L-lactate	74
Methonol	73, 74
Met-Hb	59, 80
MUD PILES	73
$NaHCO_3$	102, 141
NPPV	47
O_2-Hb	56
oxoproline	74
5-oxoproline	74
P/F 比	48, 143
paraaldehyde	73, 74
permissive hypercapnia	62, 145
PFO	51
pulsus paradoxus	35
qSOFA	90
Rapid Response Team	90
renal failure	74
RTA	79, 101, 124
salycylate	73, 74
SIRS（systemic inframmatory response syndrome）	95
toxic alcohol	88
uremia	73, 74
V/Q ミスマッチ	19, 22, 50, 51
VALI（ventilator-associated lung injury）	62
VSD	51
Winters の式	103
Wood ランプ	85

田中竜馬（たなか りょうま）

［現職］Intermountain LDS Hospital 呼吸器内科・集中治療科
　　　　Intensive Care Unit メディカルディレクター
　　　　Rapid response team / Code blue team メディカルディレクター
　　　集中治療クラブ（www.intensivecare.club）主任講師

［略歴］1997 年　京都大学医学部卒
　　　1997 〜 1999 年　沖縄県立中部病院にて初期研修
　　　1999 〜 2002 年　St. Luke's-Roosevelt Hospital Center にて内科レジデント
　　　2002 〜 2005 年　University of Utah Health Sciences Center にて呼吸器
　　　　　　内科・集中治療科フェロー
　　　2005 〜 2007 年　亀田総合病院にて呼吸器内科および集中治療科勤務，
　　　　　集中治療室室長
　　　2007 年〜　Intermountain LDS Hospital 呼吸器内科・集中治療科

［資格］米国内科専門医
　　　米国呼吸器内科専門医
　　　米国集中治療科専門医

［著書］『竜馬先生の血液ガス白熱講義 150 分』（中外医学社）
　　　『人工呼吸に活かす！呼吸生理がわかる，好きになる〜臨床現場でのモヤモヤも解決！』（羊土社）
　　　『Dr. 竜馬の病態で考える人工呼吸管理〜人工呼吸器設定の根拠を病態から理解し，ケーススタディで実践力をアップ！』（羊土社）
　　　『Dr. 竜馬のやさしくわかる集中治療 循環・呼吸編〜内科疾患の重症化対応に自信がつく！』（羊土社）
　　　『Dr. 竜馬のやさしくわかる集中治療 内分泌・消化器編〜内科疾患の重症化対応に自信がつく！』（羊土社）

［編著］『集中治療 999 の謎』（MEDSi）

［訳書］『呼吸器診療シークレット』（MEDSi）
　　　『ワシントン集中治療マニュアル』（MEDSi）
　　　『ヘスとカクマレックの THE 人工呼吸ブック 第 2 版』（MEDSi）

帰ってきた 竜馬先生の血液ガス白熱講義 22 問 ⓒ

発　行	2017 年 11 月 1 日　1 版 1 刷
	2019 年 12 月 10 日　1 版 2 刷
	2024 年 7 月 1 日　1 版 3 刷

著　者　田中竜馬

発行者　株式会社　中外医学社
　　　　代表取締役　青木　滋
　　　　〒 162-0805　東京都新宿区矢来町 62
　　　　電話　　　（03）3268-2701（代）
　　　　振替口座　　00190-1-98814 番

印刷・製本／横山印刷㈱　　　　　〈HI・KN〉
ISBN978-4-498-13038-8　　　　Printed in Japan

JCOPY　＜(社)出版者著作権管理機構　委託出版物＞

本書の無断複製は著作権法上での例外を除き禁じられています．複製される場合は，そのつど事前に，(社)出版者著作権管理機構（電話 03-5244-5088, FAX 03-5244-5089, e-mail: info@jcopy.or.jp）の許諾を得てください．